# Stuhl-Workout

von
Carola Schark

SingLiesel

Druck
FINIDR, Czech Republic

Satz und Umschlag
Martin Janz, Freiburg i.Br.

Fotos


ISBN 978-3-948106-15-7


info@singliesel.de, www.singliesel.de

# Liebe Leserin, lieber Leser,

als Sie gerade dieses Buch in die Hand genommen haben, haben verschiedenste Gelenke und Muskeln zusammengearbeitet. Die meisten Menschen denken jahrzehntelang gar nicht weiter darüber nach – bis die ersten Probleme kommen. Ein Kreislauf aus Schmerzen, Schonung und verstärkten Beschwerden durch weitere Schonung beginnt. Doch damit hat es jetzt ein Ende.

Die gute Nachricht: Sie brauchen keine teure Ausrüstung oder eine Mitgliedschaft im Fitnessstudio, um diesen Teufelskreis zu durchbrechen. Eines der besten Gymnastikgeräte findet sich garantiert auch in Ihrem Haushalt: ein Stuhl. Mit Stuhl ist's cool!

Die schlechte Nachricht: Sie haben nun eine Ausrede weniger, um nicht sofort zu beginnen. Verabschieden Sie sich also von unrealistischen Vorsätzen, egal ob an Silvester oder unter dem Jahr. Wohl kaum jemand schafft es, täglich eine halbe Stunde oder gar länger zu trainieren. Fassen Sie Mut. Selbst wenn Sie mit ein paar Minuten beginnen, haben Sie schon einen Schritt in Richtung Beweglichkeit und Wohlbefinden getan.

Und Sie werden einen langjährigen Vertrauten auf ganz neue Art kennenlernen. Ein Möbelstück, das viel zu schade ist, um nur darauf zu sitzen. Der Stuhl ist nicht nur der Ort, um entspannt Zeitung zu lesen oder zu essen, sondern ab jetzt auch Ihr Sportgerät. Er lässt sich anheben, schieben, drücken und offenbart Lehne, Sitzfläche und Beine für Übungen mit Hand und Fuß. Sein paar- oder gruppenweises Auftreten bietet Raum für Workouts in Gesellschaft. Niemand muss hier warten, bis die Beinpresse in der Muckibude endlich frei wird.

Und das Allerbeste: Der Stuhl pfeift auf begrenzte Öffnungszeiten und allgemeine Geschäftsbedingungen (auf Ausreden allerdings auch). Schließen Sie also heute noch Ihr kostenloses, lebenslanges Fitness-Abo ab. Jetzt und hier. Mit Ihrem Stuhl.

**Viel Freude beim Üben mit, am und auf dem Stuhl wünscht**

**Carola Schark**

# Inhalt

# Üben mit dem Buch

## Tipps für das Training zuhause

Nehmen Sie sich Zeit für sich. Am besten jetzt gleich. Eine Flasche Wasser in Griffweite, das Buch vor sich und den inneren Schweinehund ab ins Körbchen geschickt.

### STÜHLE & MATTE

Nehmen Sie zwei stabile Stühle ohne Rollen, idealerweise einen mit und einen ohne seitliche Armlehnen. Stellen Sie einen Stuhl so auf, dass er nahe an einem Sofa, einem Schreibtisch oder einem Fensterbrett steht, damit er nicht wegrutschen kann. Der Stuhl sollte etwa 30 cm Spielraum nach vorn haben. Der Boden muss rutschfest sein.

Wenn Sie Gleichgewichtsprobleme haben oder Ihnen leicht schwindlig wird, stellen Sie einen weiteren Stuhl hinter sich, auf den Sie sich notfalls schnell setzen können. Falls Sie sehr lange Beine und das Hauptgewicht im Oberkörper haben, können Sie hinter den Stuhl zum Hinsetzen einen weiteren rutschfesten Stuhl stellen. Dieser verhindert, dass ein Stuhl nach hinten kippt, wenn Sie das Gleichgewicht verlieren.

Positionieren Sie die Matte für die Bodenübungen so, dass sie sich leicht heranholen, aber auch leicht wieder wegschieben lässt.

### KLEIDUNG & SCHUHE

Tragen Sie eine lockere Trainingshose ohne Gürtel. Oft erlebe ich in meinen Gruppen Frauen in schicken, aber viel zu engen Hosen. Im Alter kann die Kleidergröße zwar gleich bleiben, aber der Bauch nimmt meist im Umfang zu. Schieben Sie also alle modischen Ambitionen beiseite und schlüpfen Sie in etwas Bequemes. Ihre Leisten werden es Ihnen danken. Und vergessen Sie, was Spaßbremse Karl Lagerfeld einst gesagt hat: Sie haben nicht die Kontrolle über Ihr Leben verloren, nur, weil Sie eine Jogginghose tragen – Sie fangen gerade an, die Kontrolle über Ihren Körper zurückzugewinnen!

Die Schuhe sollten rutschfest und hinten geschlossen sein. Da Sie mit harten Holzteilen in Kontakt kommen, ist ein Barfußtraining oder ein Training in Stoppersocken nicht ratsam. Die Hose sollte auf jeden Fall über den Schuhen enden, damit Sie sich nicht in den Hosenbeinen verfangen oder ausrutschen. Legen Sie Schmuck, Uhren und sonstige nicht notwendige Accessoires ab.

## Drei wichtige Grundsätze

1. **Sie müssen nicht, Sie dürfen.**
   Wenn Ihnen eine Übung unangenehm ist, Schmerzen bereitet oder einfach partout nicht liegt: Lassen Sie sie weg oder wählen Sie die einfachere Alternative.

2. **Es gibt kein Falsch und kein Richtig.**
   Ob Sie nun den rechten Arm zuerst dehnen oder den linken, ist völlig egal. Wichtig ist, dass Sie beide Seiten trainieren. Ob eine Bewegung gleich beim ersten Mal klappt oder zwei Wochen später, ist ebenfalls egal. Wichtig ist, dass Sie aktiv werden. Und das ist immer richtig.

3. **Wir gehen liebevoll mit unserem Körper um.**
   Herren (und diejenigen, die sich nicht eindeutig einem Geschlecht zuordnen) können das jetzt überspringen. Denn vor allem Damen beleidigen sich gerne und ausdauernd. So schlimm und so oft, dass ich in meinen Gruppen ein Sündenkässchen eingeführt habe. Nein, Sie sind nicht „dürr", nicht „doof", nicht „fett", nicht „unsportlich", nicht „schwer von Begriff" und schon gar nicht „lächerlich". Vielleicht nur zu wenig selbstbewusst. Ihr Bauch ist auch kein „Ranzen". Hören Sie noch heute damit auf, bestimmte Körperteile abfällig zu bezeichnen. Falls Sie sich oft niedermachen: Notieren Sie drei Dinge, die an Ihnen wunderbar sind, und hängen Sie den Zettel gut sichtbar auf. Ja, Sie sind wunderbar! Sie müssen es nur erkennen.

# Wann? Wie oft? Wie lange?

## WANN?

Bei der Frage, wann Sie üben sollten, gibt es erfahrungsgemäß zwei Sport-Persönlichkeiten: Die, die über den Tag hinweg immer mal wieder aktiv wird, und die, die eine feste Struktur bevorzugt. Für beide Personengruppen bietet das Training mit dem Stuhl passende Lösungen.

### *Die Kreativen*

Bloß keine starren Trainingspläne (außer Sie betreiben Leistungssport), denn solche Pläne lassen sich im Alltag allenfalls von einem Profi einhalten. Mal ist das Enkelkind krank, mal braucht die Nachbarin Hilfe, mal haben Sie schlicht keine Lust und verbringen den Abend lieber bei einem Glas Wein auf der Terrasse. Das ist völlig in Ordnung!

Versuchen Sie lieber, das Training in den Alltag zu integrieren. Stellen Sie Ihren Stuhl doch einfach direkt vor das Sofa. So können Sie, sobald Ihnen die Übungsbeschreibungen vertraut sind, vor dem Fernseher trainieren. Falls Sie eine Uhr haben, die schlägt, machen Sie bei jedem Schlag eine Übung, die Ihnen einfällt. Dies ist ein sehr freier und kreativer Ansatz des Übens, jedoch einer, der sich erfahrungsgemäß leichter durchhalten lässt.

In meinen Gruppen erlebe ich oft Folgendes: Bei Umfragen, wer regelmäßig übt, gibt etwa die Hälfte der Teilnehmenden an, das zu tun. Bei denjenigen, die wenig Fortschritte machen, kommt auf Nachfrage heraus, dass sie „irgendwas" üben, zum Beispiel eine Übung aus einer TV-Sendung oder eine aus dem Turnunterricht in der Volksschule. Meist sind das leider Bewegungen, die wenig zielführend sind, wenn beispielsweise jemand mit Gleichgewichtsproblemen krampfhaft versucht, auf einem Bein zu stehen – eine Übung, die die meisten Seniorinnen und Senioren überfordert.

Diejenigen, die viele Fortschritte machen und sichtbar weiterkommen, üben stattdessen immer wieder zwischendurch. Sie sagen zum Beispiel: „Ich habe keine feste Übungszeit, aber immer, wenn ich ans Fenster trete, gehe ich auf die Fußspitzen und wippe ein paarmal auf und ab.", „Beim Telefonieren mache ich meine Gleichgewichtsübungen.", „An der Haltestelle lassen sich prima Fußbewegungen machen. Bin schon darauf angesprochen worden.".

### *Die Strukturierten*

Sie schätzen einen festen Tagesablauf, essen regelmäßig, gehen immer zur gleichen Zeit ins Bett und brauchen klare Vorgaben. Gut so! Lassen Sie das Üben zu einem festen Ritual in Ihrem Tag werden. Suchen Sie sich dafür eine Zeit mit etwas Leerlauf und Abstand zu den Mahlzeiten. Für Lerchen eignet sich zum Beispiel 10 Uhr, für Nachteulen

15 Uhr oder ein Abendtermin (zwei Stunden nach der letzten Mahlzeit).

## WIE OFT?

Zwischen 3- und 5-mal die Woche wäre ideal. Wenn Sie die Übungen abwechseln, können Sie auch jeden Tag verschiedene Muskelgruppen trainieren.

Mobilisierungen sollten etwa 10-mal pro Seite ausgeführt und Dehnungen etwa 30 Sekunden gehalten werden. Zählen Sie hierzu mithilfe eines Sekundenzeigers Ihre Atemfrequenz in Ruhe und merken Sie sich diese Zahl. Dann können Sie unabhängig von einer Uhr an jedem Ort trainieren und wissen: Jetzt ist eine halbe Minute geschafft. Falls Sie Dehnungen lieben, können Sie die Zeit selbstverständlich auch ausdehnen.

## WIE LANGE?

Mindestens 15 Minuten sollten es schon sein und höchstens eine Stunde. Die „Kreativen" können die Übungen auch locker über den Tag verteilen.

## WANN NICHT?

Es gilt die Faustregel: Bei akuten Krankheiten Schonung, bei chronischen Krankheiten Bewegung. Bei einer Erkältung sollten Sie also einige Tage pausieren oder nur ganz, ganz leichte Mobilisierungen ausführen (zum Beispiel die Ausklangübungen ab Seite 112). Leiden Sie jedoch an Diabetes Typ 2 (im Volksmund „Alterszucker"), Bluthochdruck, Parkinson, Arthrose oder Osteoporose, sollten Sie unbedingt aktiv werden. Außerdem sollten Sie eine Pause bei einer akuten seelischen Belastung einlegen. Wenn es Ihnen möglich ist, ist ein Spaziergang im Grünen dann besser geeignet – das wirkt sich nachweislich positiv auf die Psyche aus.

Wenn Sie Sorgen um ein akut erkranktes Familienmitglied haben, werden Sie vermutlich weniger gut auf Ihren Körper achten. Bei Wut oder Empörung neigen manche Menschen dazu, sich beim Training abzureagieren – wenn Sie einen Stuhl verwenden, kann dies jedoch zu Zerrungen und blauen Flecken durch unkontrollierte Bewegungen führen. Wenn also Ihre Gedanken gerade nicht bei der Sache sind: Machen Sie einen flotten Spaziergang oder vollführen Sie im freien Raum ein paar Boxbewegungen, damit Sie wieder „runterkommen".

## WER NICHT?

Die Bewegungen in diesem Buch sind sicher und erprobt. Falls Sie jedoch an ALS (Amyotrophe Lateralsklerose) leiden oder an einer schweren beziehungsweise fortgeschrittenen Form der Multiplen Sklerose, sollten Sie die Übungen nur nach ärztlichem Rat ausführen. Dies gilt ebenfalls bei der Huntington-Krankheit, Polio und anderen Beeinträchtigungen, die Gleichgewicht und Bewegung betreffen.

## WER BRAUCHT HILFE?

Für Personen mit einer beginnenden Demenz ist es ratsam, die Übungen zu zweit auszuführen, damit die betroffene Person sich ganz auf die Bewegungen konzentrieren kann und nicht noch die Anleitungen lesen muss. Für diesen Personenkreis eignen sich besonders die einfachen Levels. Für Menschen mit Depressionen ist es ebenfalls ratsam, zu zweit zu üben, damit ein „Anstoß" zur Aktivität erfolgt. Eine feste Tageszeit mit demselben Ort und Ablauf ist hier empfehlenswert. Sowohl die Auswirkungen einer Demenz als auch einer Depression können durch Bewegungen positiv beeinflusst werden. Fassen Sie Mut – und holen Sie sich Hilfe durch eine zweite Person.

## UND WAS IST NACH EINEM SCHLAGANFALL?

Menschen, die einen Schlaganfall oder eine Hirnblutung erlitten haben, werden oft sehr schnell – nämlich schnell darin, ihre Beeinträchtigung zu verschleiern. Dies geschieht durch hastige, fahrige Bewegungen der gesunden Seite, die zum Beispiel die gelähmte Hand auf den Oberschenkel legt oder sonstwie führt. Doch es ist wichtig, langsam zu üben, und auch wirklich beide Seiten zu aktivieren. Wenn ich mit der gesunden Hand die kranke führe, ist das keine echte Aktivierung der betroffenen Gehirnhälfte.

Falls sich die kranke Seite partout nicht bewegen will, stellen Sie sich die Bewegung einfach nur vor und schauen Sie auf die gelähmte Seite. Die betreffende Gehirnregion reagiert, wenn auch nicht gleich sichtbar. Und kommen Sie bitte weg von Aussagen wie: „Der Arm ist kaputt." oder „Das Bein geht nicht mehr.". Sie blockieren sich damit nur selbst! Geben Sie Ihrem Körper die Zeit und die Möglichkeit, verlorene Funktionen wiederherzustellen. Vielleicht lässt sich ja so ein Stück Selbstständigkeit zurückerobern. Hier gilt tatsächlich der alte Kalenderspruch: „Wer kämpft, kann verlieren. Wer nicht kämpft, hat schon verloren."

Schwangere sollten die Bauchübungen in diesem Buch auf keinen Fall ausführen und bei allen Beinübungen möglichst den Rücken anlehnen. Fragen Sie im Fall einer Schwangerschaft außerdem Ihre Ärztin oder Ihren Arzt, von welchen Übungen abzuraten ist.

# Och, Aufwärmen? Muss das sein?

## UNBEDINGT!

Natürlich können Sie jetzt gleich in die erste Übungsreihe springen und einen Kaltstart hinlegen. Aber wie bei Auto oder Computer kann das problematisch werden, wenn die Maschine, sprich Ihr Körper, noch nicht bereit ist. Schmerzen oder gar Verletzungen können die Folge sein, wenn Sie das Aufwärmen überspringen. Zügeln Sie also etwaige Ungeduld und geben Sie Ihren Muskeln, Gelenken, Sehnen und Bändern die Zeit, die sie brauchen, um auf Betriebstemperatur zu kommen. Freuen Sie sich darauf, jeden Teil Ihres Körpers sanft zu wecken und auf die folgenden Übungen vorzubereiten. Sie werden sehen, schon nach dem Warm-up fühlt sich Ihr Körper ganz anders an – größer, lockerer und vor allem einsatzbereit. Mit Ihrer Lieblingsmusik fühlen Sie sich wie ein Star auf der Bühne, wetten?

## EINE KLEINE ÜBERRASCHUNG ZU BEGINN

Stellen Sie sich locker hüftbreit hin. Spüren Sie bewusst in beide Körperseiten hinein. Schließen Sie kurz die Augen, um sich noch besser zu spüren. Beginnen Sie nun, bei hängendem Arm mit der rechten Hand kleine Kreise zu machen, etwa 10-mal. Dann nehmen Sie den rechten Unterarm dazu, wieder 10-mal, dann den Oberarm und schließlich den ganzen Arm, bis er mit einer großen Bewegung nach hinten kreist. Lassen Sie nun den Arm wieder hängen. Spüren Sie, wie sich Ihr rechter Arm und die ganze rechte Körperseite im Unterschied zur linken jetzt anfühlen? Größer? Leichter? Lockerer? Sie merken: Schon ganz einfache Übungen können viel bewirken. Wiederholen Sie nun die Folge mit dem linken Arm und spüren Sie dann wieder nach, ob es noch einen Unterschied zwischen den Körperseiten gibt.

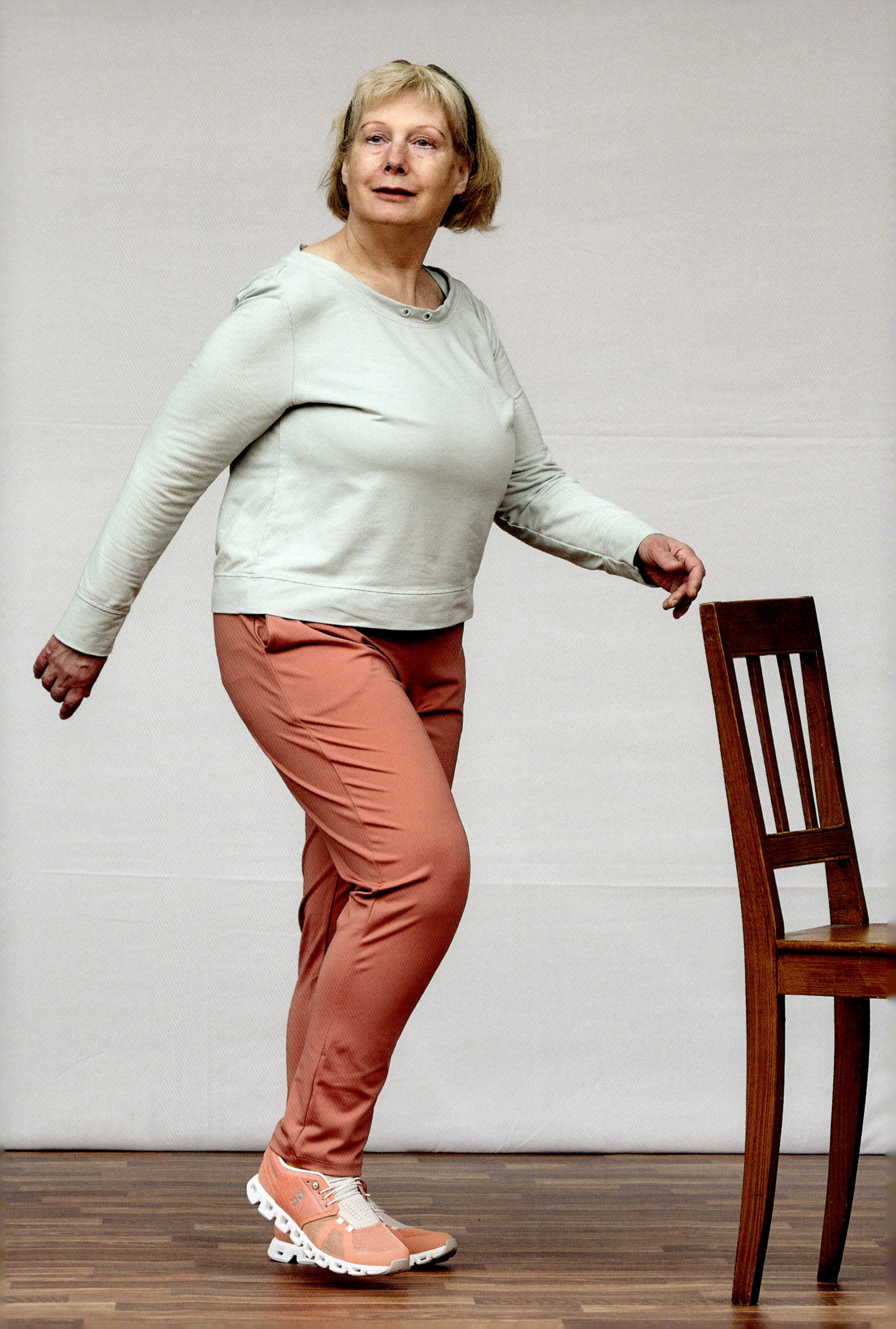

# Aufwärmen

Das Schöne ist: Beim Warmmachen kommt es nicht auf die Details an. Wichtig ist, dass Sie sich Minute für Minute wohler fühlen. Pro Übung etwa 3 Minuten einplanen, also so lang wie ein Schlager oder Popsong.

## ARMSCHWINGEN

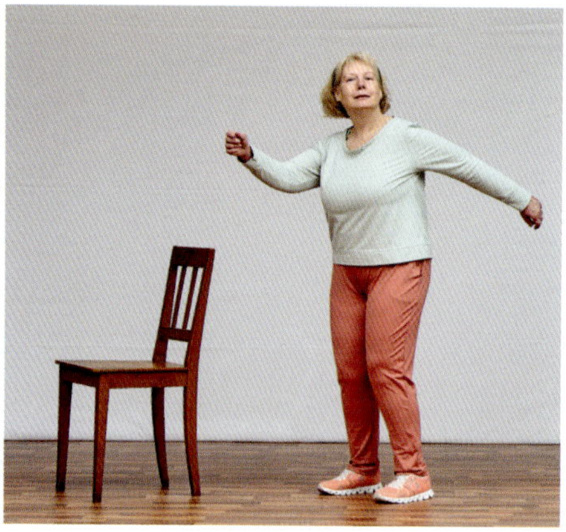

Stellen Sie sich seitlich zum Stuhl und beginnen Sie, locker mit beiden Armen gegengleich zu schwingen. Die Arme sollten sich dabei nicht zu sehr beugen, damit die Schultern ordentlich was zu tun haben. Das Brustbein schwingt mit. Schwingen Sie auch die Arme nach rechts und links locker um den Körper herum, dann schwingen Sie eine liegende Acht und wechseln nach ein paar Folgen die Richtung.

## KIRSCHEN PFLÜCKEN

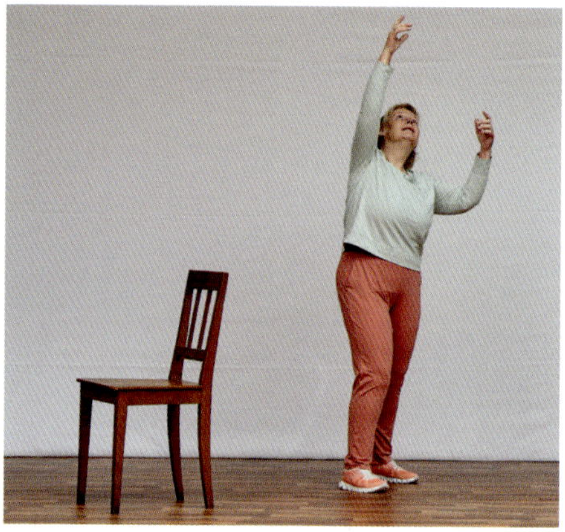

Versuchen Sie, imaginäre Kirschen von einem hohen Baum zu pflücken – hier eine und da eine.

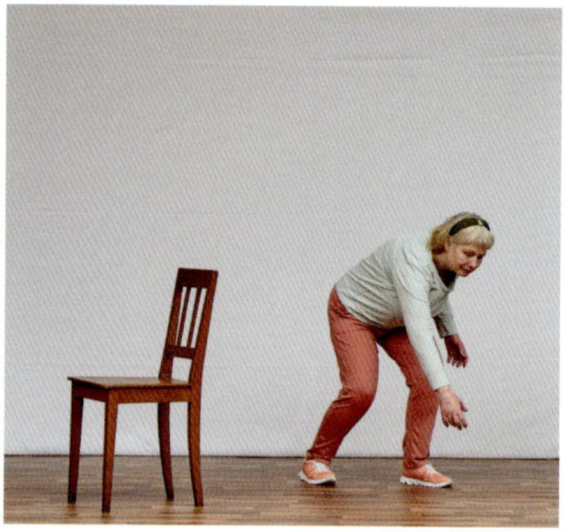

Wenn eine runterfällt, holen Sie sie mit der Hand vom Boden. Sehen Sie die große, runde Kirsche links außen? Und den Ast mit den vielen glänzenden Früchten ganz weit hinten? Wenn Sie alle Kirschen erwischt haben, machen Sie mit Brombeersträuchern weiter. Zum Schluss können Sie noch Fallobst aufsammeln.

## EINE RUHIGE KUGEL SCHIEBEN

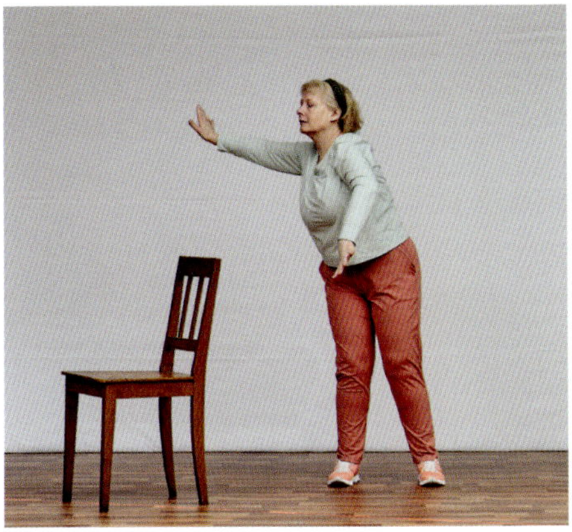

Um Sie herum ist eine gläserne Kugel. Sie ist zunächst ganz klein, aber Sie schieben mit möglichst angewinkelten Händen die Hülle der Kugel immer weiter weg, bis Sie die Außenwände kaum noch erreichen können. Legen Sie die Hände an verschiedenen Stellen der Kugel auf und schieben Sie – nach hinten, nach oben, nach unten, nach rechts, nach links, diagonal, über Kreuz, eine Hand oben, eine unten, räkeln Sie sich und versuchen Sie immer wieder, eine Seite der Kugel zu erreichen, nach der Sie sich strecken müssen.

## IN DIE KNIE GEHEN

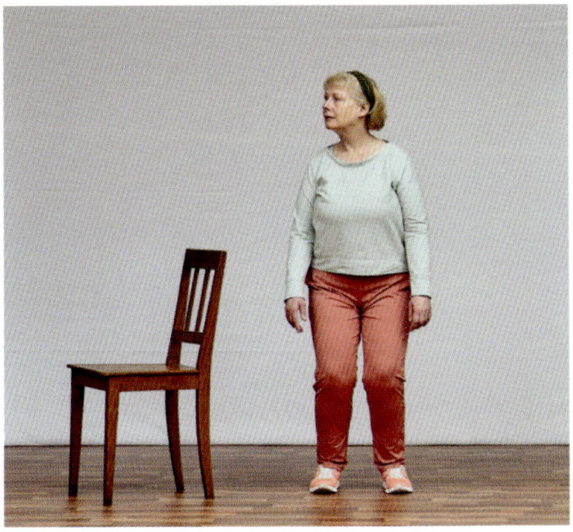

Wippen Sie locker in den Knien und schauen Sie dabei langsam über die rechte und die linke Schulter. Damit Ihnen nicht schwindlig wird, fixieren Sie zwischendurch einen Punkt geradeaus in Augenhöhe.

## AUF DER STELLE TRETEN

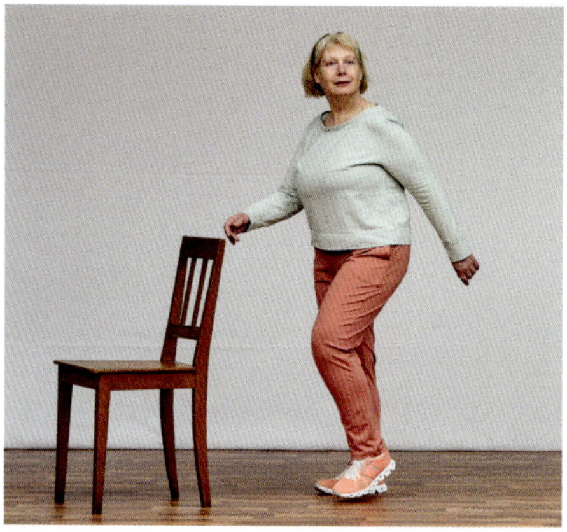

Was in der Politik bemängelt wird, ist hier sehr gefragt: Gehen Sie auf der Stelle und rollen Sie die Füße bewusst ab. Setzen Sie zuerst die Fußspitze auf, nicht den flachen Fuß. Bewegen Sie dabei energisch die Arme. Wenden Sie sich beim Gehen nach rechts und links, aber bleiben Sie dabei möglichst am Platz. Um die Motivation zu erhöhen, singen Sie ein Wanderlied oder lassen Sie Musik im Gehtempo laufen.

Musiktipps: „Das Wandern ist des Müllers Lust" oder „Im Frühtau zu Berge", Connie Francis: „Barcarole in der Nacht", The New Seekers: „Beg, Steal or Borrow", Waterloo & Robinson: „Meine kleine Welt".

## KLOPFEN

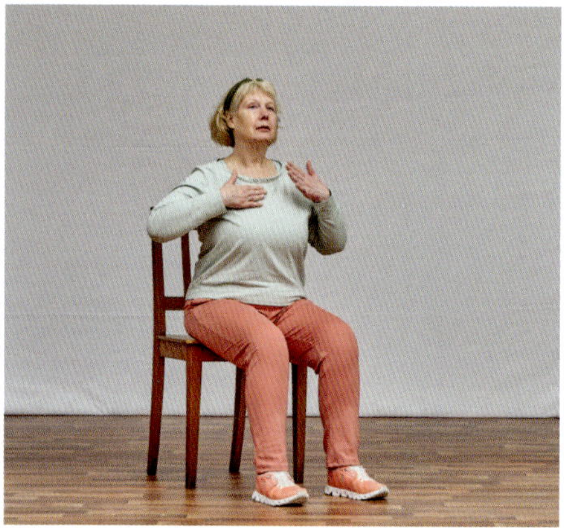

Diese Übung können Sie besonders gut im Sitzen ausführen. Klopfen Sie hierzu Ihre Arme ab, den Brustkorb (Aber nicht auf die weibliche Brust klopfen!), das Brustbein, den Bauch, die Nierengegend, die Beine (außen runter und innen wieder hoch).

## DIE SORGEN ABSCHÜTTELN

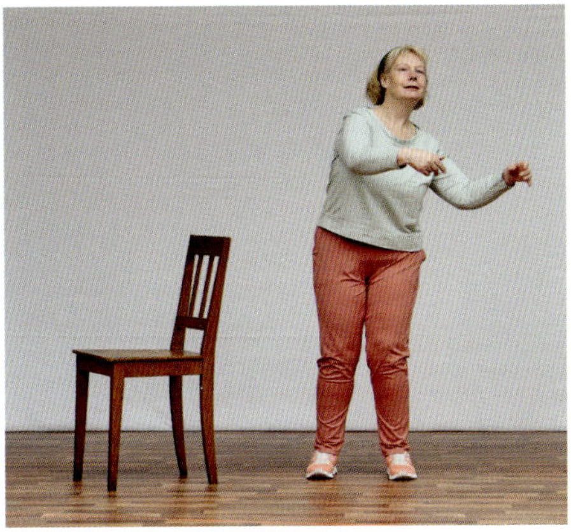

Diese Aufwärmübung schreit geradezu nach afrikanischer oder Samba-Musik. Beginnen Sie, indem Sie zuerst Ihre rechte Hand schütteln. Nach einer Weile die linke, dann beide. Schütteln Sie einen großen Kreis mit beiden Armen, erst im Uhrzeigersinn, dann gegengleich. Nun kommt das Becken dran (Nein, nicht die Hände, wirklich nur das Becken!), dann die Oberschenkel, schließlich schüttelt alles zusammen – der ganze Körper außer dem Kopf. Schütteln Sie sich nun richtig durch im Rhythmus der Musik. Locker, locker, locker.

Falls Sie Schwierigkeiten haben, locker zu werden, betrachten Sie sich beim Schütteln in einem Spiegel, damit nicht nur die Hände wackeln.

Musiktipps: Miriam Makeba: „Pata Pata", Hugh Masekela: „Don't go lose it Baby", Domenico Modugno: „Volare", Gipsy Kings: „Bamboleo", Nicole: „Ramba Zamba Samba", Tony Holiday: „Tanze Samba mit mir".

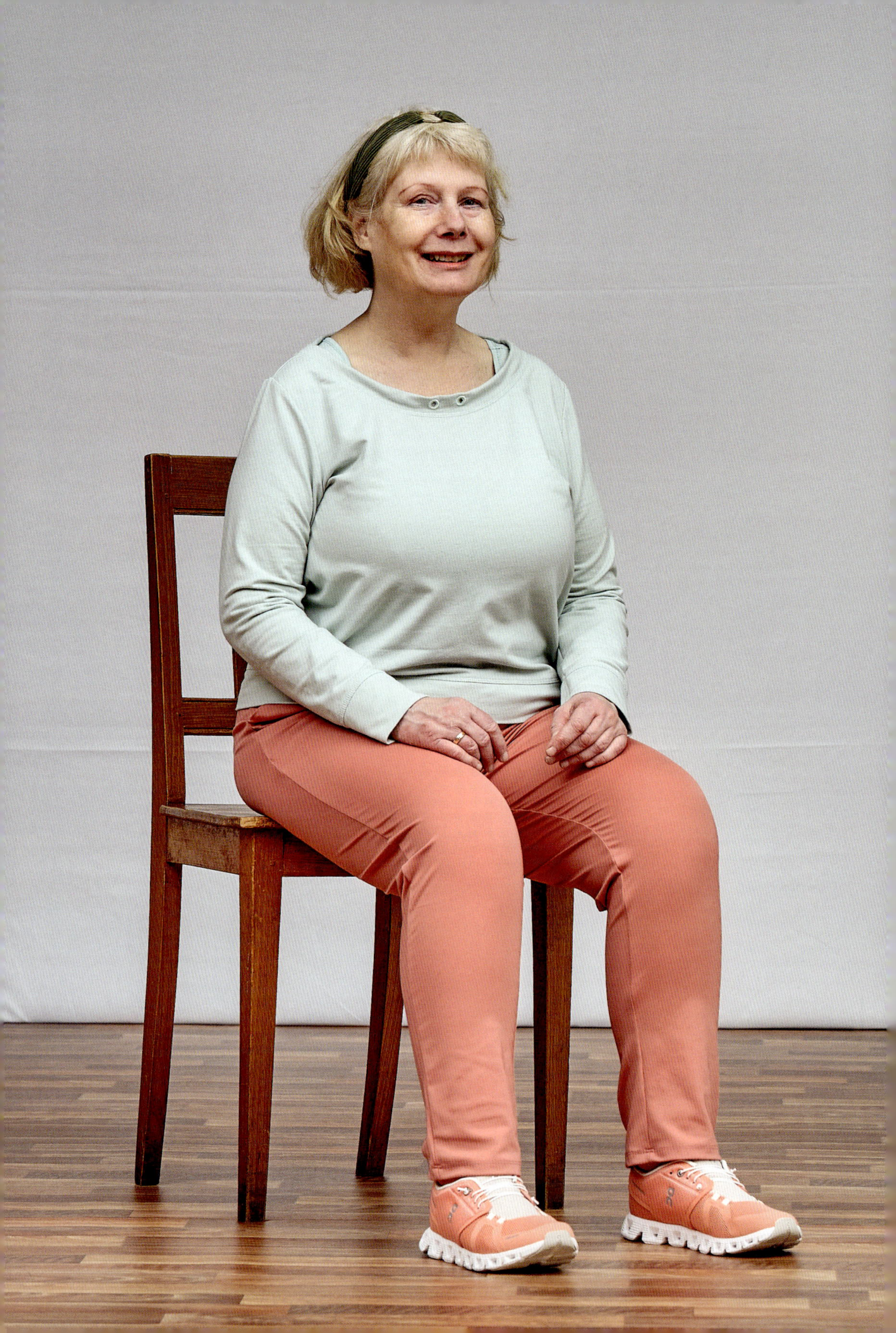

# Übungen auf dem Stuhl

Die **Grundposition** wird von den Füßen her aufgebaut. Die Füße stehen etwa hüftbreit auseinander. Die Knie befinden sich über den Füßen und fallen nicht nach innen. Die Unterschenkel sind im rechten Winkel zu den Oberschenkeln und diese im rechten Winkel zum Unterkörper. Füße nicht unter den Stuhl ziehen! Der Rücken ist aufgerichtet, das Kinn leicht angezogen, ohne es zu senken. Die Hände liegen entspannt auf den Oberschenkeln, die Finger sind leicht eingerollt.

## HALBKREISE

GEGEN NACKENVERSPANNUNGEN

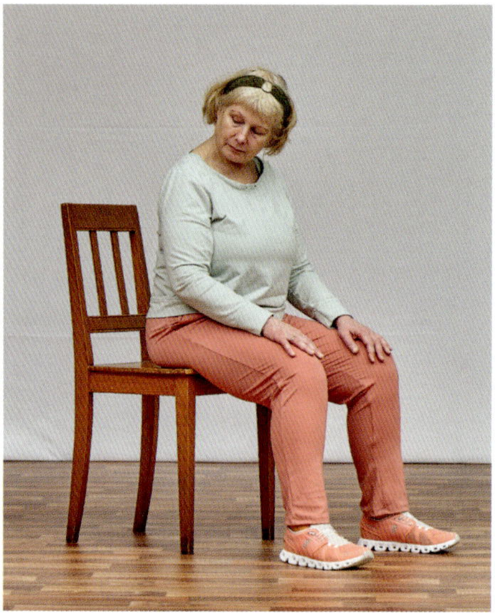

**LEICHTES LEVEL** Lassen Sie das Kinn entspannt sinken und führen Sie mit dem Kinn Halbkreise vom linken bis zum rechten Schlüsselbein aus. 5 Halbkreise, dann gegengleich.

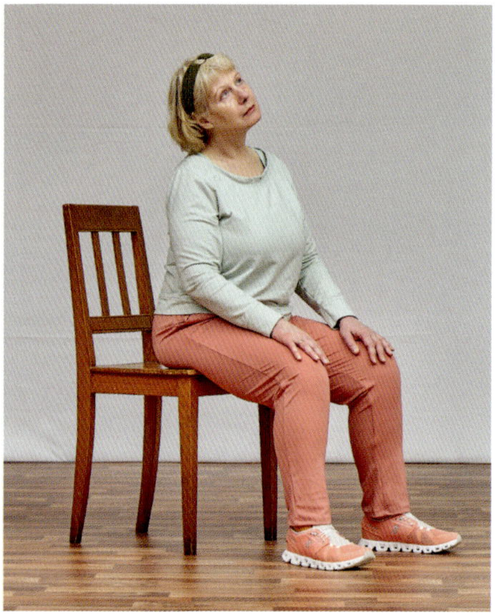

**MITTLERES LEVEL** Führen Sie den Halbkreis mit erhobenem Kinn aus, also von der linken zur rechten Schulter und gegengleich.

## DAS KÖNIGLICHE NICKEN

### FÜR EINEN BESSEREN ÜBERBLICK

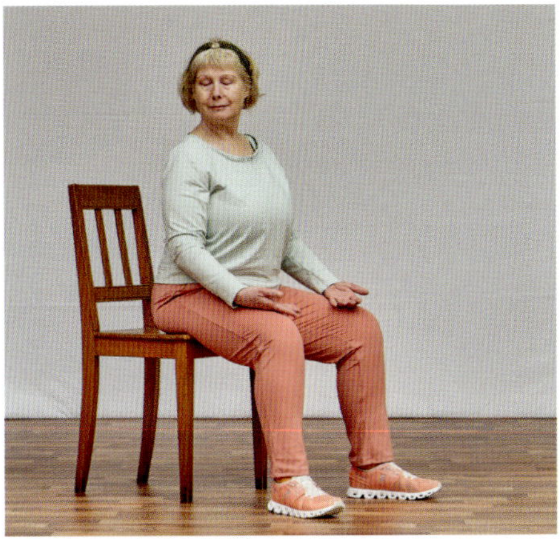

**LEICHTES LEVEL** Stellen Sie sich vor, Sie sind eine Königin und fahren in Ihrer Kutsche an den Untertanen vorbei. Sie wenden also den Kopf nach rechts und nicken 3-mal den rechts winkenden Untertanen zu. Dann den Kopf in die Mitte nehmen, wieder 3-mal nicken, und schließlich die linken Untertanen ins Visier nehmen. Wenn Sie dazu huldvoll winken wie einst Queen Elizabeth, tun Sie gleichzeitig etwas für die Schultern.

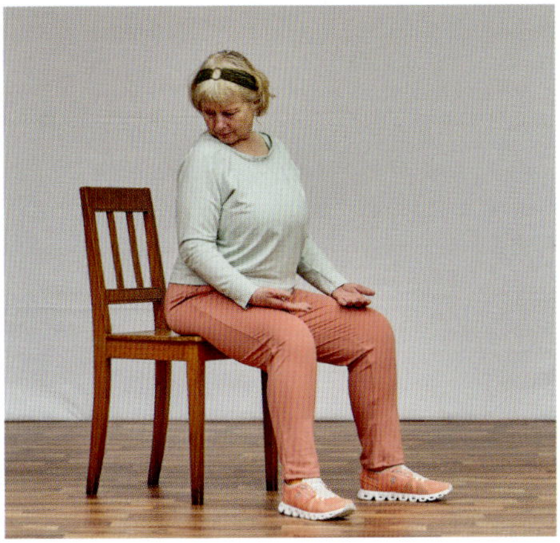

**MITTLERES LEVEL** Neigen Sie den Kopf seitlich so weit, dass Ihr Kinn die Schulter berührt. Die betreffende Schulter bleibt in ihrer Position. Dann gegengleich.

Bitte nichts erzwingen!

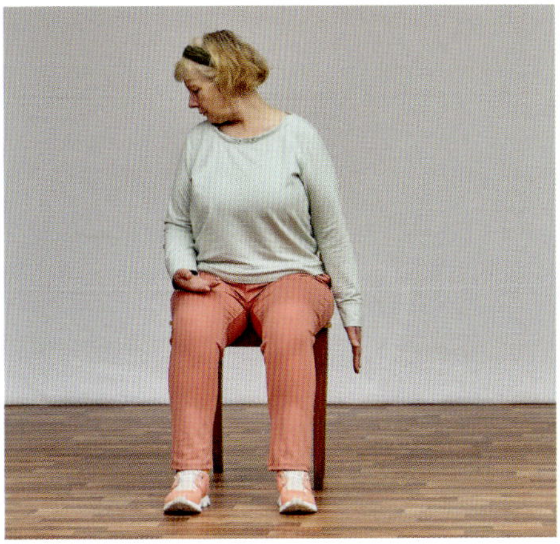

**SCHWERES LEVEL** Sobald Ihr Kinn die Schulter erreicht hat, verweilen Sie dort ein paar Sekunden und ziehen gleichzeitig die gegenüberliegende Schulter nach unten. Die Fingerspitzen des gestreckten Arms zeigen zum Boden. Dann gegengleich.

## DIE NASENSCHLEIFE

ENTSPANNUNG TO GO

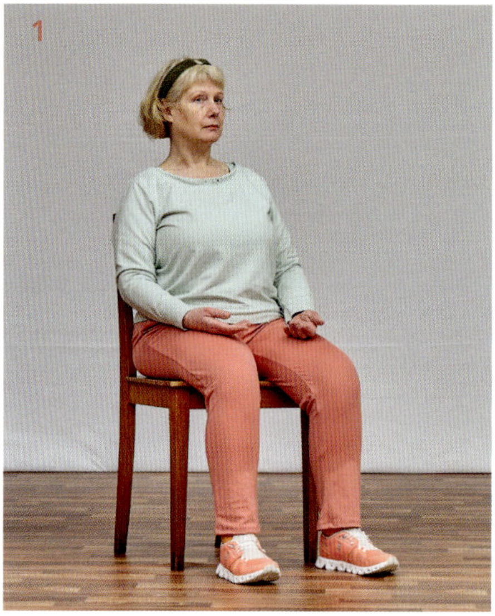


**1** Sitzen Sie angelehnt und gerade auf dem Stuhl. Das Kinn wird leicht angezogen, aber nicht gesenkt. Sie sollten einen deutlichen, aber angenehmen Zug im Nacken spüren.

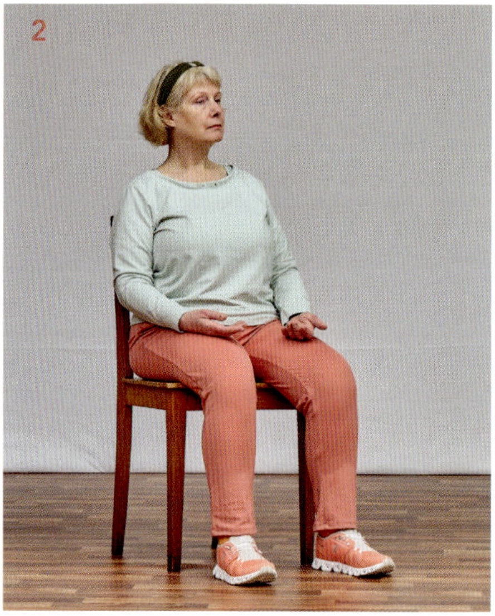


**2** Beginnen Sie nun, mit der Nasenspitze eine liegende Acht (eine Schleife) in die Luft zu zeichnen, ohne das Kinn vorzustrecken. Wechseln Sie nach 5 Schleifen die Richtung. 2 Durchgänge.

## DAS KINN HERANZIEHEN

FÜR EINE WÜRDEVOLLE HALTUNG

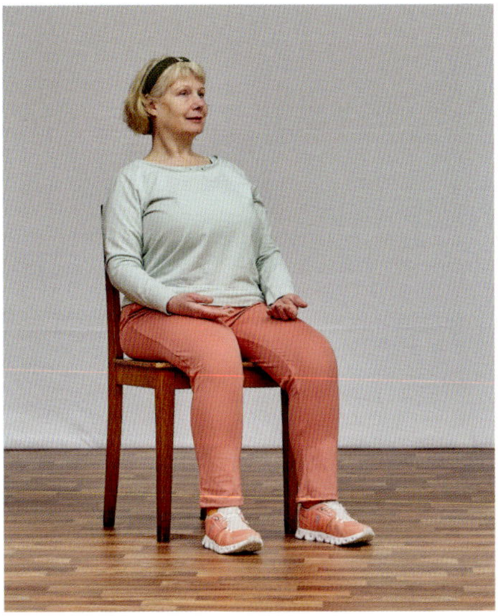

**LEICHTES LEVEL** Stellen Sie sich vor, jemand kommt mit einem Löffel voll Senf auf Sie zu. Ziehen Sie Ihr Kinn weit zurück, aber senken Sie es nicht. Wenn Sie einen deutlichen Zug im Nackenbereich spüren, ist es perfekt. Bei den ersten Malen können Sie entweder in einem Spiegel die Kopfhaltung kontrollieren oder eine zweite Person bitten, dies zu tun. Die Hände liegen auf den Oberschenkeln mit den Handflächen nach oben. 5-mal durchführen.

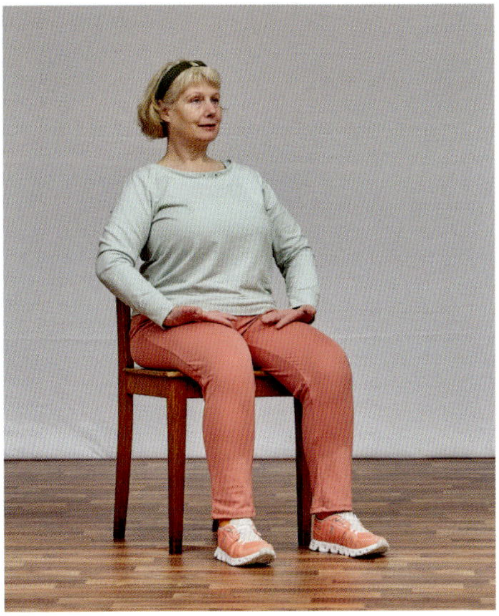

**MITTLERES LEVEL** Die Hände liegen wieder auf den Oberschenkeln, die Ellbogen ziehen nun nach seitlich-unten. Spüren Sie den verstärkten Zug?

**SCHWERES LEVEL** Wie beim mittleren Level, aber üben Sie zusätzlich Druck mit den Handrücken auf die Oberschenkel aus. Nun hebt sich auch Ihr Brustbein an.

## DRUCK UND GEGENDRUCK

### DURCH SPANNUNG ZUR ENTSPANNUNG

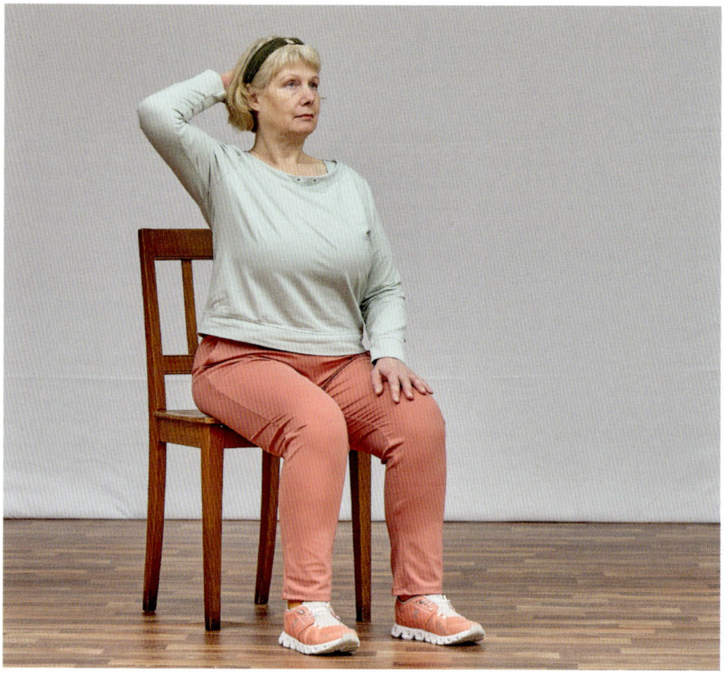

Legen Sie die rechte Hand an den Hinterkopf und üben Sie mit dem Kopf – nicht mit der Hand – sanften Druck nach hinten aus. 10 Sekunden halten, dann kurze Pause und die Hand wechseln. Je 3-mal.

Die Schulter beim Drücken nicht nach oben ziehen.

## NACKENDEHNUNG MIT ABWÄRTSBLICK

### VERSPANNUNGEN ADE

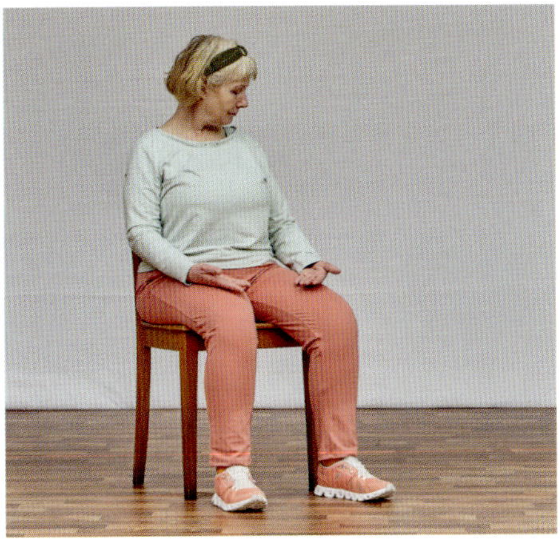

**LEICHTES LEVEL** Setzen Sie sich auf einen Stuhl und lehnen Sie sich an. Die Hände liegen auf den Oberschenkeln. Die Handflächen zeigen nach oben. Drehen Sie sanft den Kopf nach links und schauen Sie in Ihre linke Handfläche. Halten Sie die Position für etwa 10 Sekunden. Heben Sie erst den Kopf wieder auf die übliche Höhe, bevor Sie die Seite wechseln. 3-mal je Seite.

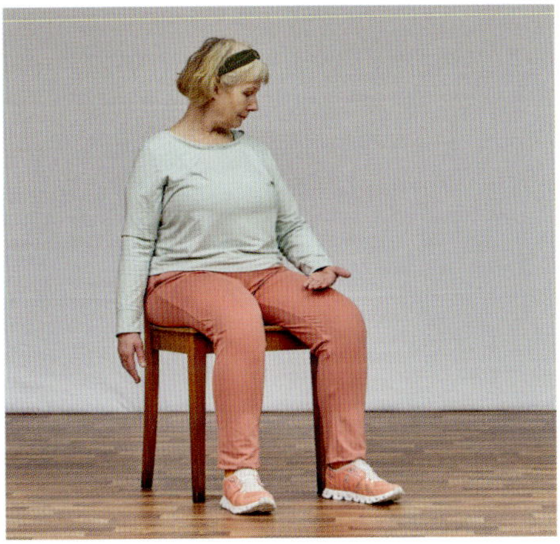

**MITTLERES LEVEL** Lassen Sie zusätzlich den gegenüberliegenden Arm hängen, um den Zug am Nacken zu verstärken.

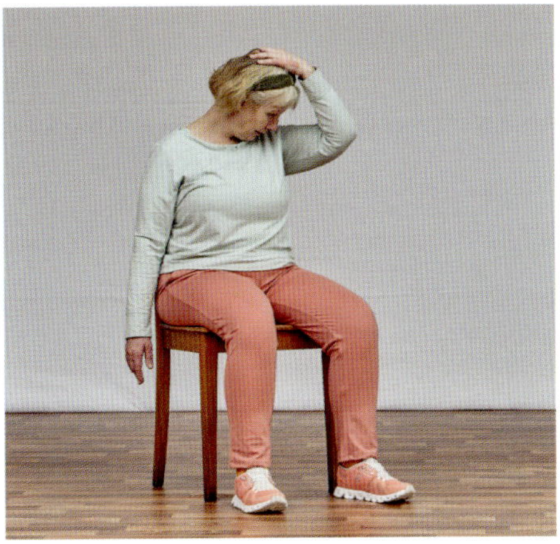

**SCHWERES LEVEL** Lassen Sie den gegenüberliegenden Arm hängen wie beim mittleren Level und ziehen Sie zusätzlich mit der linken Hand den Kopf sehr sanft nach unten (nicht reißen!). Heben Sie den Kopf wieder auf die übliche Höhe und drehen Sie erst dann das Kinn wieder in die Mitte, bevor Sie die Übung gegengleich wiederholen.

## DAS SICHTFELD ERWEITERN

FÜR EINEN BESSEREN RUNDUMBLICK

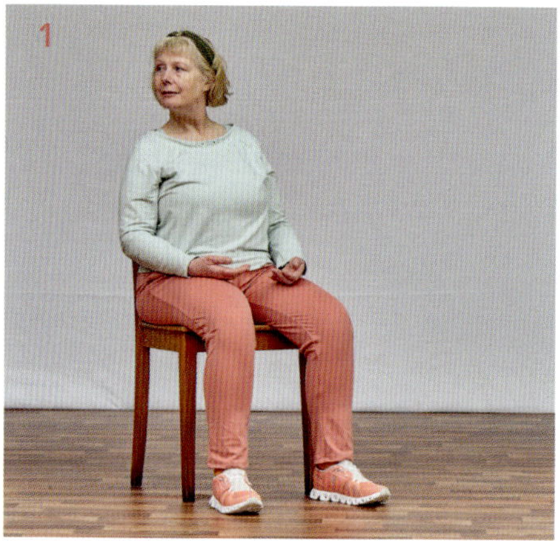

1 Drehen Sie in angelehnter Position zunächst den Kopf langsam so weit nach rechts, wie Sie können. Merken Sie sich den Gegenstand, den Sie gerade noch aus dem rechten Augenwinkel erkennen können.

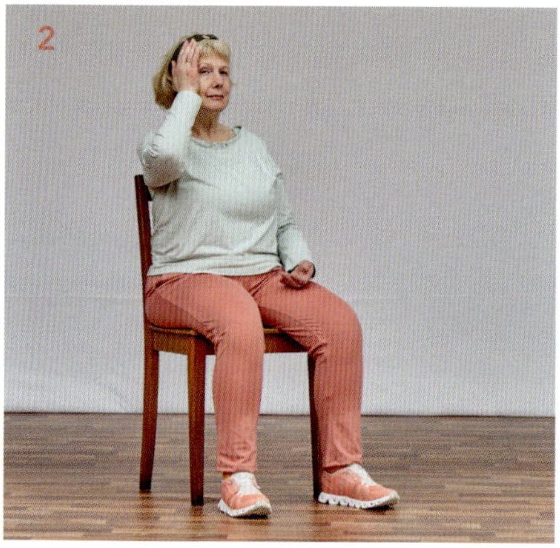

2 Bringen Sie das Kinn wieder in die Mitte und geben Sie mit der rechten, leicht geöffneten Hand einen kurzen Druck gegen die Wange. Die Finger sind leicht gebeugt, der Handballen liegt in der Wangenmitte. Kein Druck auf die Schläfen. Nur eine Sekunde pressen!

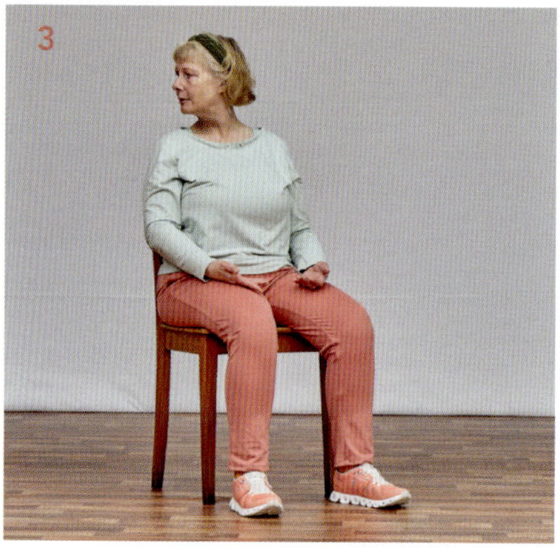

3 Dann drehen Sie erneut den Kopf nach rechts. 2-mal langsam wiederholen. Sie werden merken, mit jeder Wiederholung kommen Sie weiter und erkennen weitere Gegenstände, die Sie beim ersten Durchgang noch nicht im Sichtfeld hatten.
Führen Sie den Test zunächst ohne Gegendruck nach links aus und merken Sie sich den Gegenstand im linken Augenwinkel. Dann gehen Sie zur Drehung mit Gegendruck über.

## NACKENZIEHEN

FÜR LÄNGE UND KRAFT

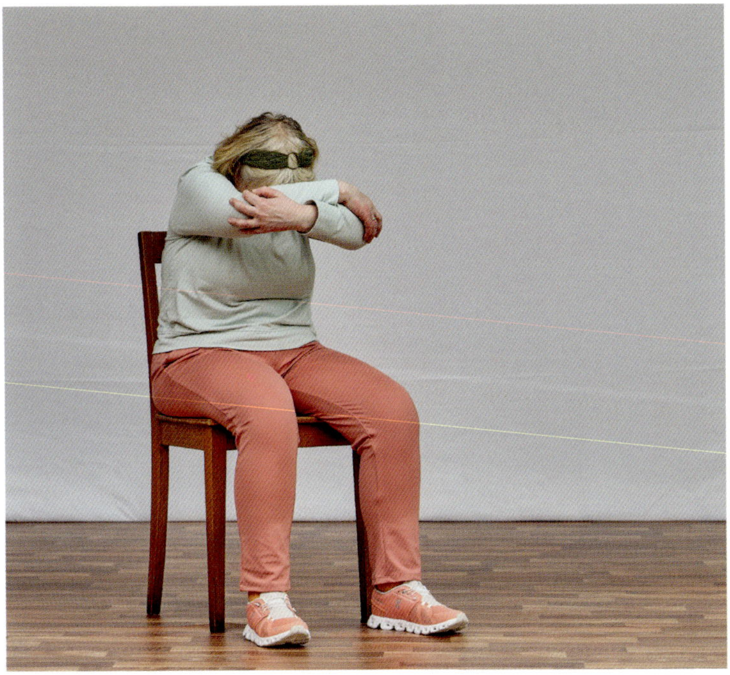

**LEICHTES LEVEL** Sie sitzen mit angelehntem Rücken. Der rechte Unterarm liegt auf dem linken, die rechte Hand umfasst den linken Ellbogen. Senken Sie nun sanft den Kopf, bis er sich zwischen Ihren Oberarmen befindet und Sie auf Ihren Schoß blicken können. Ziehen Sie die umfassten Arme nach vorn, bis Sie ein Ziehen im Nacken spüren. Halten Sie diese Dehnung 30 Sekunden. Schütteln Sie die Arme aus und legen Sie den linken Arm bei der Wiederholung obenauf. Je 3 Durchgänge.

**MITTLERES LEVEL** Senken Sie den Kopf fast bis auf die Brust, während Sie die Arme weiter nach vorn ziehen.

## DRÜCKEN UND DREHEN

GEGEN STEIFHEIT UND KNOCHENSCHWUND

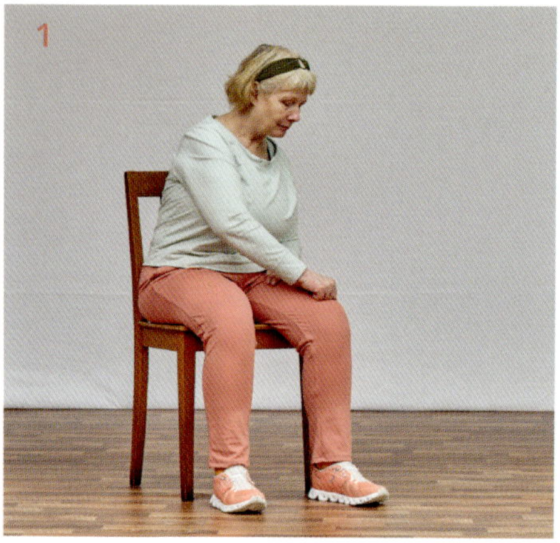


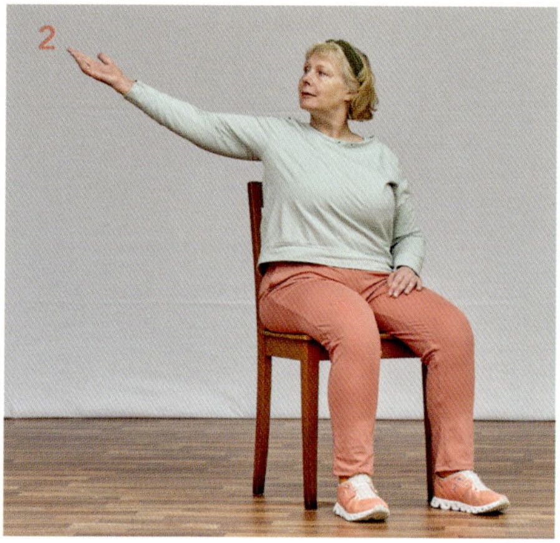


**LEICHTES LEVEL** **1** Ballen Sie die rechte Faust und drücken Sie damit kurz fest auf das linke Knie.

**2** Dann in weitem Bogen den rechten Arm gestreckt nach außen führen und dort 10 Sekunden halten. 3-mal, dann Seitenwechsel.

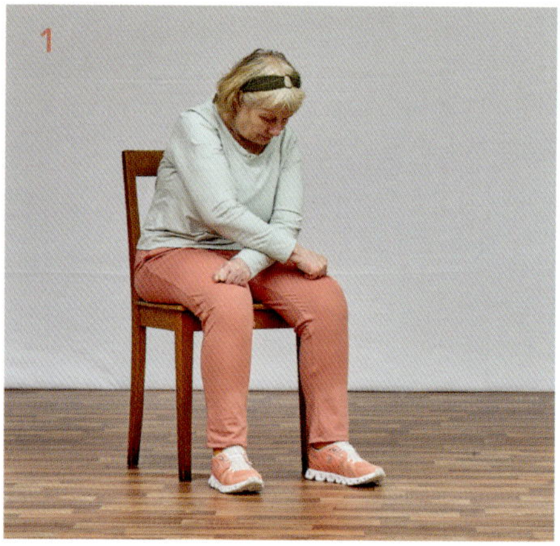


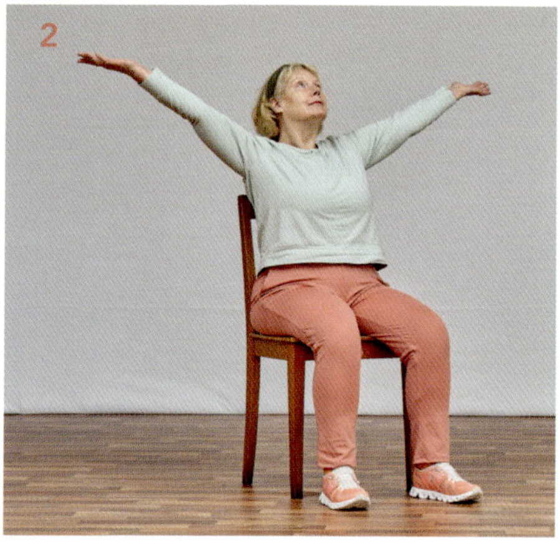


**MITTLERES LEVEL** **1** Kreuzen Sie die Arme, zuerst den rechten über den linken.

**2** Strecken Sie beide Arme aus. Kreuzen Sie dann den linken Arm über den rechten.

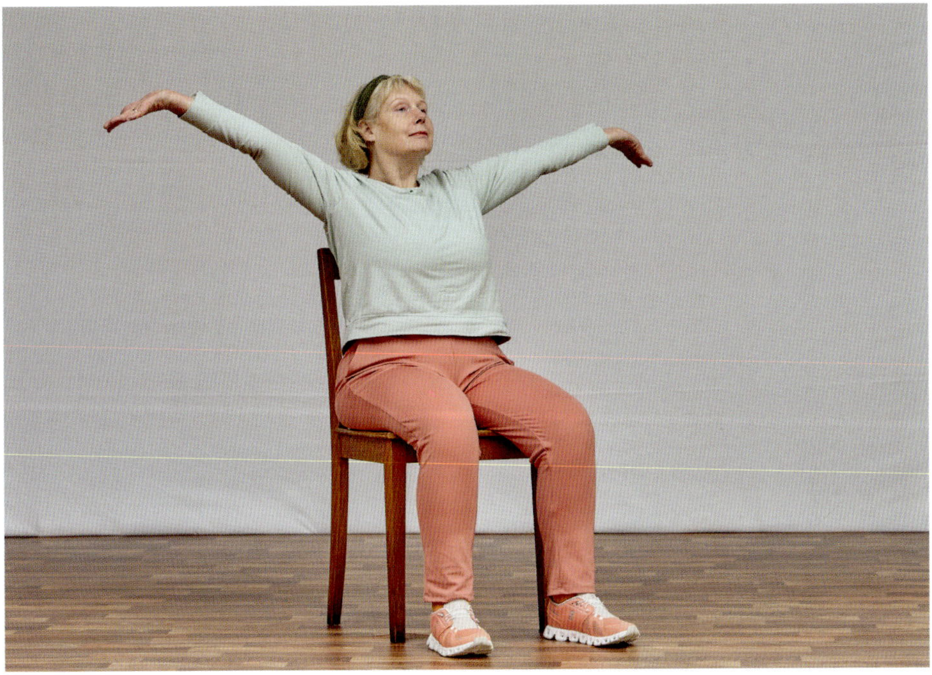

**SCHWERES LEVEL** Probieren Sie, in der Endstellung des mittleren Levels „die Decke zu stützen", also die Hände ganz flach zu halten oder gar Richtung Boden abzuknicken. Die Schultern bleiben dabei gestreckt. Beide Arme abwechselnd oder über Kreuz führen wie beim mittleren Level.

Diese Übung stärkt die Knochen durch Zug und Druck und beugt Osteoporose vor.

## DIE LEHNE ERREICHEN

SO BLEIBEN SIE ELASTISCH

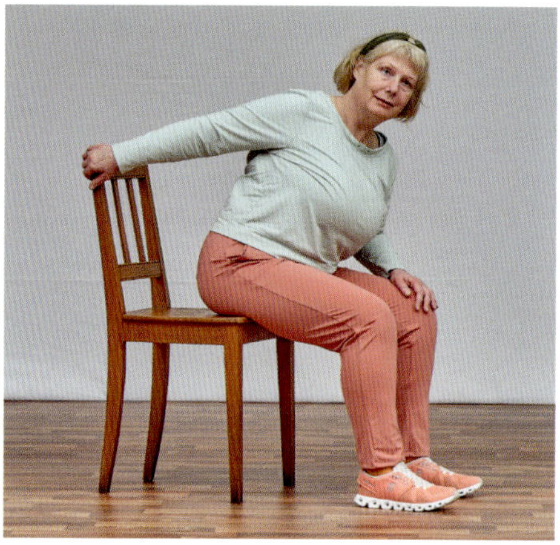

**LEICHTES LEVEL** Sie sitzen auf der Stuhlkante. Der rechte Arm schwingt nach hinten und tippt kurz auf die rechte Seite der Rückenlehne. Dann gegengleich. 5-mal pro Seite, dazwischen schauen Sie geradeaus, um Schwindel zu vermeiden.

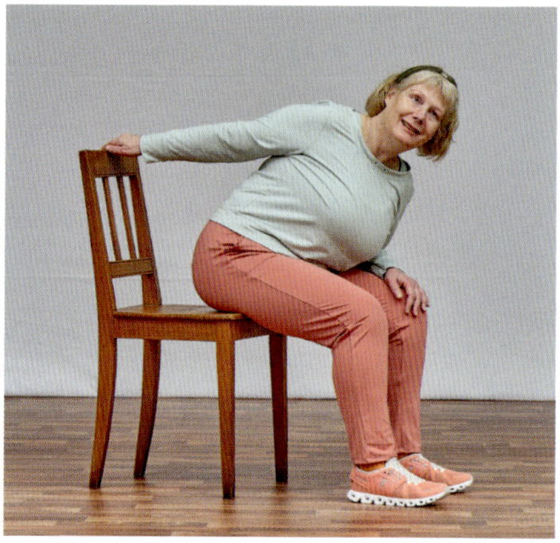

**MITTLERES LEVEL** Versuchen Sie, statt des Rands genau die Mitte der Rückenlehne zu erreichen.

Auch der Rücken hat hier ordentlich zu tun.

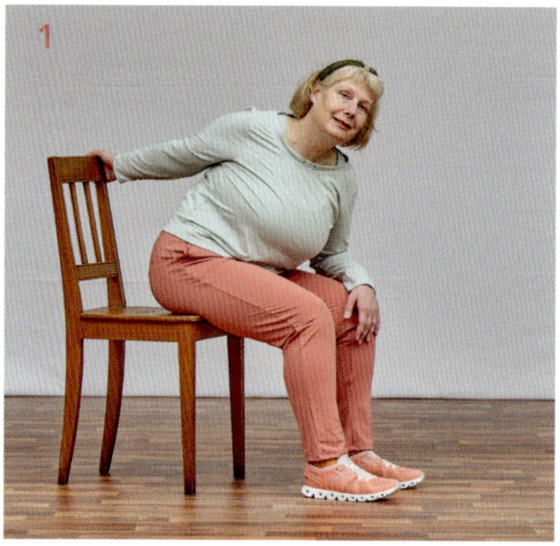


**SCHWERES LEVEL** **1** Versuchen Sie, mit der rechten Hand die linke Seite der Rückenlehne zu erreichen, dann gegengleich.

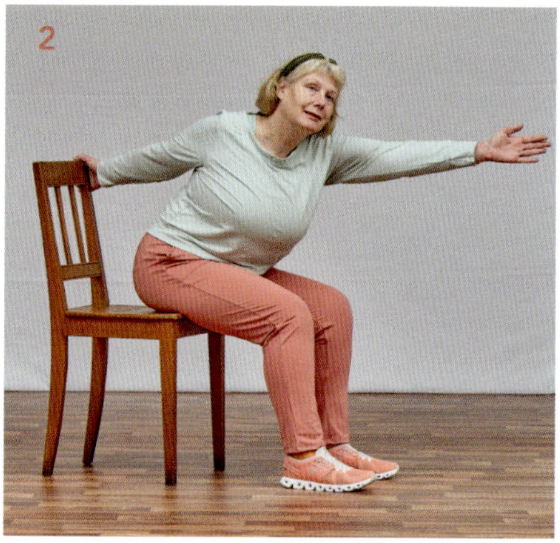


**2** Wer noch nicht genug hat, kann den freien Arm nach vorn strecken. Der Daumen zeigt nach oben.

## DIE FLAMME TRAGEN

### FÜR BEWEGLICHE SCHULTERN

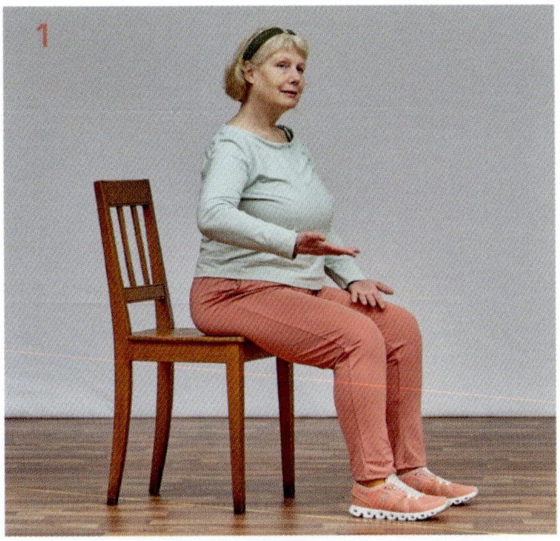


**1** Sie sitzen auf der Stuhlkante. Halten Sie die rechte Hand mit nach oben gerichteter Handfläche vor sich, als würde ein Teelicht darauf stehen. Dieses darf nicht herunterfallen.

Für diese Übung brauchen Sie Ruhe und ein paar Minuten Zeit.

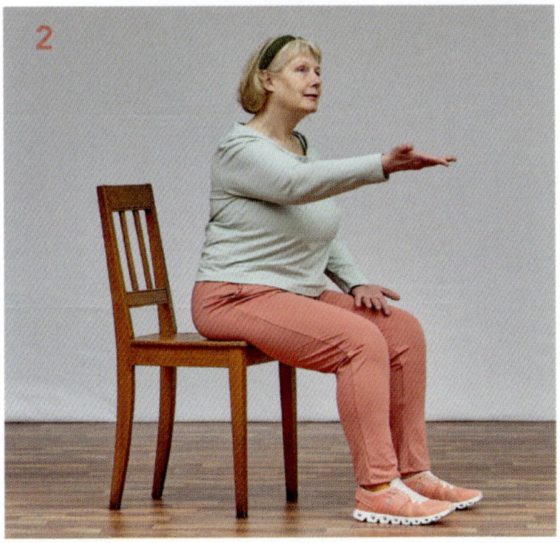


**2** Bewegen Sie die Hand in Kreisen zu sich, als würden Sie sich selbst etwas servieren. Der Rücken bleibt jedoch stabil. Kreisen Sie etwa 1 Minute. Lassen Sie die Kreise langsam größer werden, aber nicht schneller. Schrauben Sie sich wie ein Segelflieger nach oben. Die Hand wird dabei immer noch waagerecht gehalten. Am obersten Punkt erfolgt der größte Kreis.

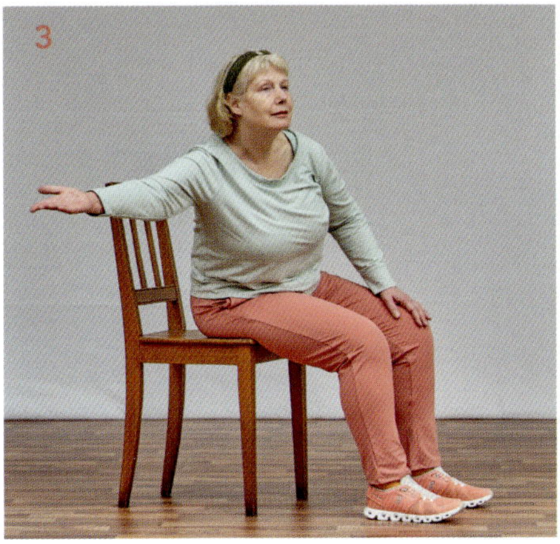


**3** Auf dem Rückweg wird nun der bislang passive Rücken aktiv in die Bewegung einbezogen und das Kreisen erfolgt abwärts, aber immer noch in der gleichen Richtung zu Ihrem Körper hin (im Gegenuhrzeigersinn). Die Kreise werden langsam tiefer und kleiner, bis die Hand im Schoß liegt. Fühlen Sie den Unterschied zwischen der rechten und linken Rumpfhälfte. Dann gegengleich üben.

## DER FISCHSCHWARM

### TIERISCH LOCKER

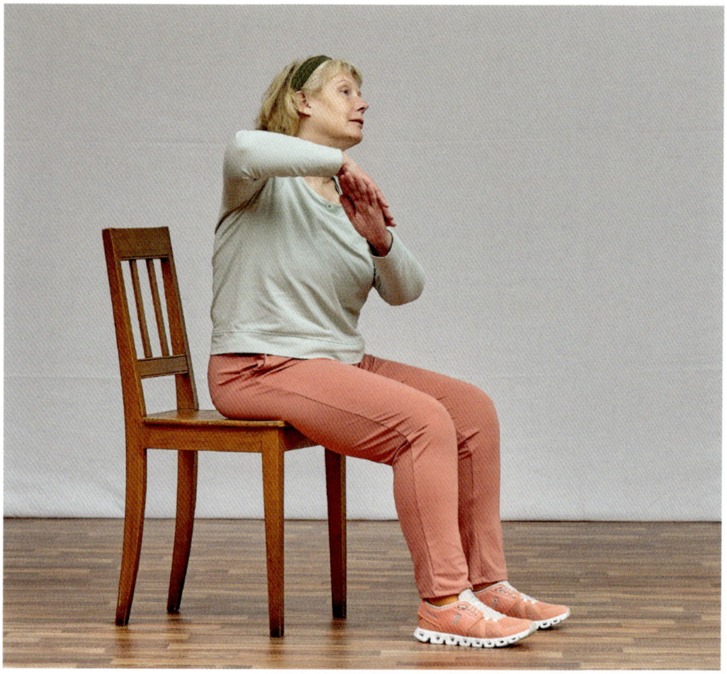

Legen Sie vor dem Körper die rechte Hand auf die linke. Stellen Sie sich vor, Sie stehen im Wasser. Der linke Ellbogen taucht ab, der rechte Ellbogen zieht hoch. Am tiefsten Punkt wird gewechselt, und der linke Ellbogen geht hoch, während der rechte abtaucht. Es entsteht eine Wellenbewegung. Nach 1 Minute Arme kurz ausschütteln, dann wird die linke Hand auf die rechte gelegt.

Der Unterschied, wenn eine andere Hand oben liegt, ist manchmal frappierend, vor allem, wenn Sie an Arthrose in einer Schulter leiden. Trotzdem ist es wichtig, beide Seiten gleich lang zu bearbeiten.

Im Schwimmbad fühlt sich diese Übung durch den Wasserdruck ebenfalls sehr wohltuend an.

## DIE STERNE VOM HIMMEL HOLEN

### PURE KRAFT FÜR DIE KNOCHEN

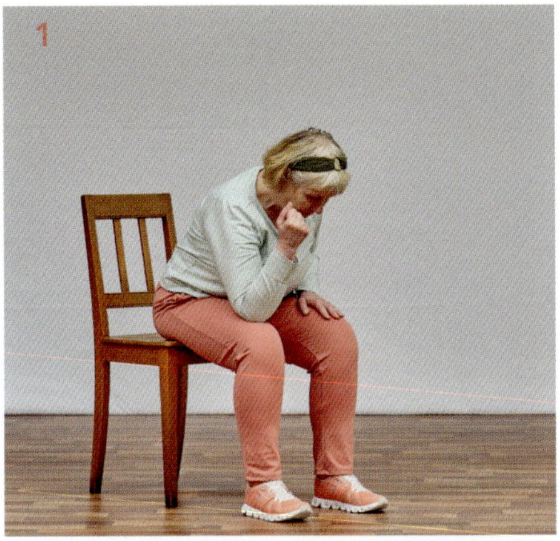


**1** Der rechte Ellbogen wird gebeugt und auf den rechten Oberschenkel gedrückt. Die Faust ist dabei geschlossen.

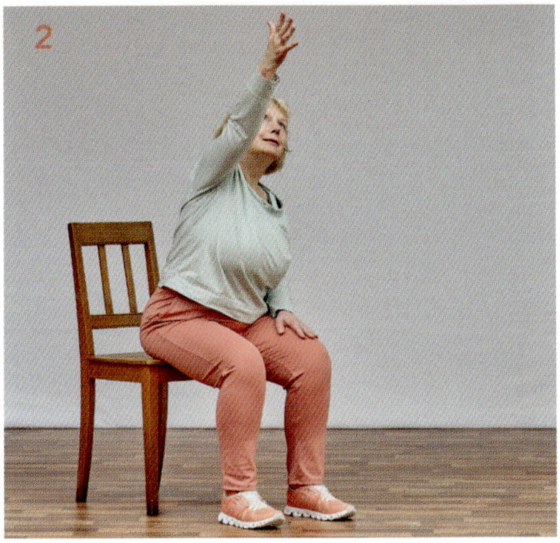


**2** Strecken Sie den Arm zur Decke und spreizen Sie die Finger, als wollten Sie etwas erreichen, das über Ihnen ist.

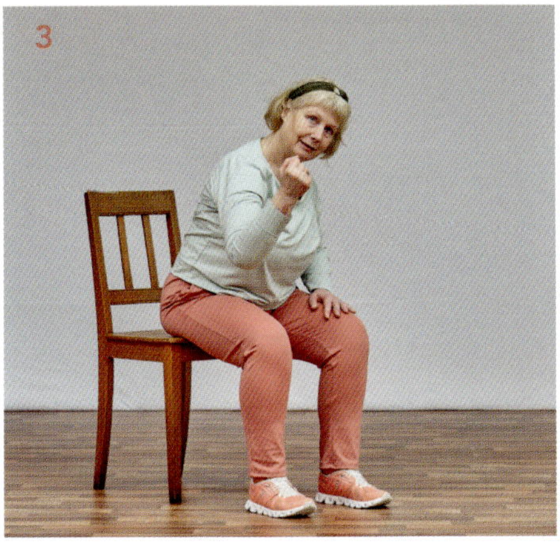


**3** Nun die Finger schließen, die Faust erneut ballen, den Arm nach unten führen und wieder Druck auf den Oberschenkel ausüben. In der Endstellung ein paar Sekunden ohne Druck halten, dann wieder kurz mit dem Ellbogen Druck ausüben. Mindestens 5-, noch besser 10-mal. Dann mit links üben.

## DER DIP

STÄRKER WERDEN MIT TIEFGANG

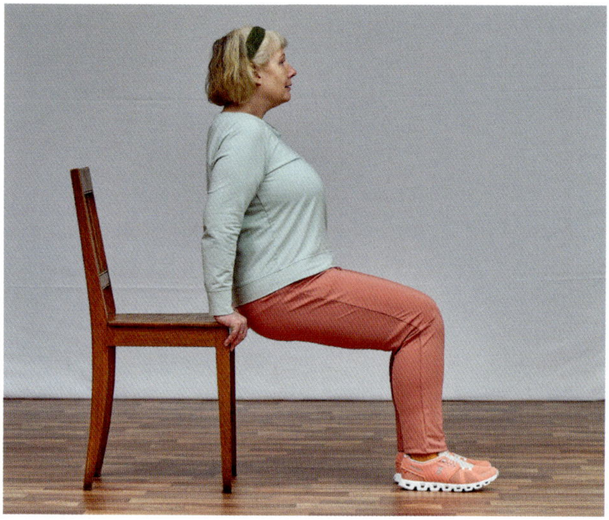

**LEICHTES LEVEL** Stützen Sie die Arme auf und rutschen Sie auf dem Stuhl so weit nach vorn, dass Ihr Po in der Luft hängt. Die Füße sind im rechten Winkel oder wandern leicht nach vorn. Beugen und strecken Sie nun die Arme. Arbeiten Sie nicht aus der Hüfte, sondern nur aus den Armen. Mindestens 3-, bestenfalls 10-mal.

Nein, es gibt jetzt leider nichts zu essen. Statt Feines in die Sauce zu tunken, tauchen wir nur mit unserem Oberkörper ab. Hier ist eine zweite Person hilfreich, die den Stuhl festhält. Notfalls das Sofa oder eine stabile Bank nutzen.

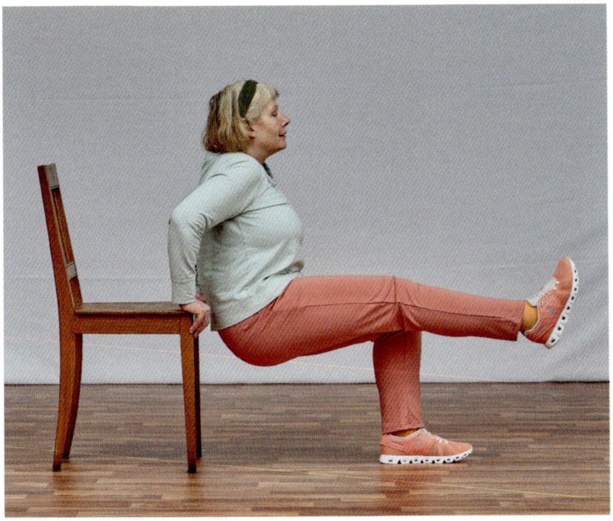

**MITTLERES LEVEL** Halten Sie während der Übung ein Bein gestreckt. Wenn möglich, nicht zwischendurch absetzen, sondern 5-mal tauchen, kurze Pause, dann wieder 5-mal tauchen.

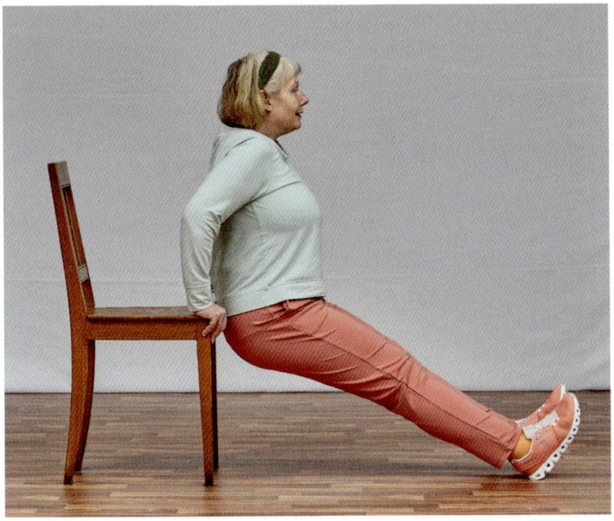

Falls Sie Schwierigkeiten beim Hochdrücken bekommen, setzen Sie sich zum Auflösen der schweren Position am besten kurz auf den Boden und kommen Sie über die Seite wieder in den Sitz bzw. in den Stand.

**SCHWERES LEVEL** Wandern Sie mit den Füßen weit nach vorn, sodass beide Beine gestreckt sind und die Füße auf den Fersen aufliegen. Dann wieder aus den Armen heraus arbeiten. Hoch und runter.

## DER ARMLEUCHTER

KRAFTFUTTER FÜR DIE ARME

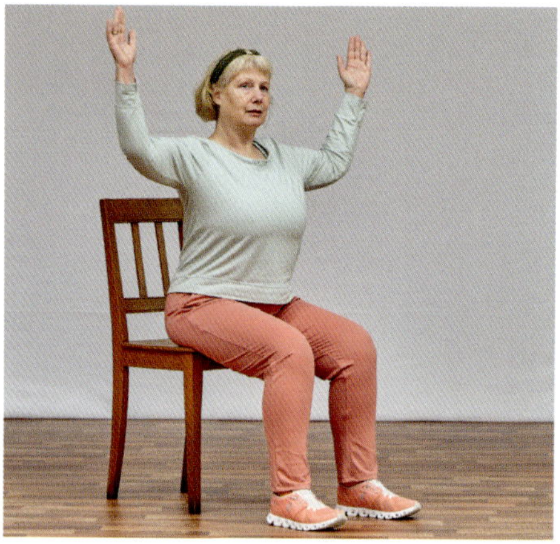

**LEICHTES LEVEL** Stellen Sie sich vor, Sie sind ein festlicher Leuchter mit Kerzen. Die Arme befinden sich seitlich im rechten Winkel. Hier kann ein Spiegel helfen, die Haltung zu kontrollieren. Meist hängen die Arme im Lauf der Übung tiefer – aber Sie bleiben stolz und lassen die Arme nicht sinken. 30 Sekunden halten. Insgesamt 5-mal heben und senken.

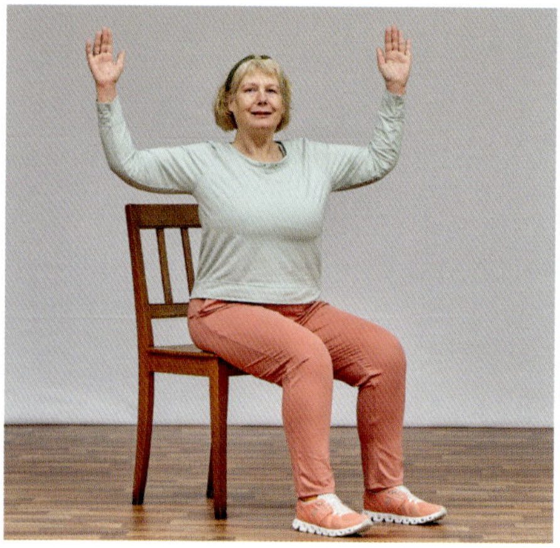

**MITTLERES LEVEL** Drehen Sie sich nun – wie die berühmte Imperia von Konstanz – mit stabilen Armen. Nur der Oberkörper dreht sich langsam nach rechts und links. Spüren Sie, wie die Arme arbeiten müssen, um an der Seite zu bleiben?

Falls es Ihnen zu schwerfällt, lassen Sie die Arme zwischendurch kurz sinken und bauen Sie die Haltung wieder auf.

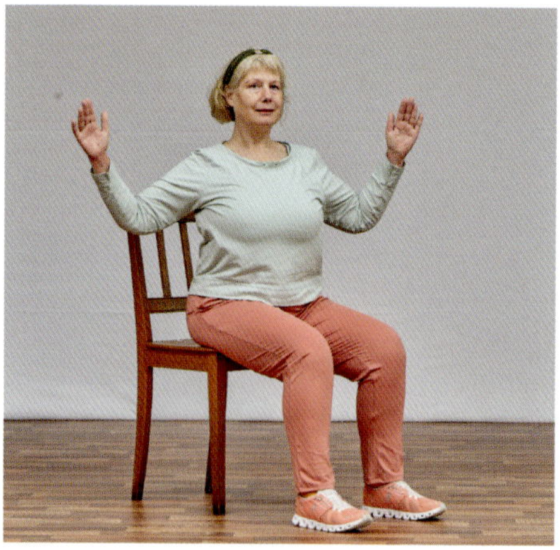

**SCHWERES LEVEL** Heben und senken Sie am äußersten Punkt der Drehung den Leuchter.

## VW-ÜBUNG

### OHNE VIEL AUFWAND ZU NEUER STÄRKE

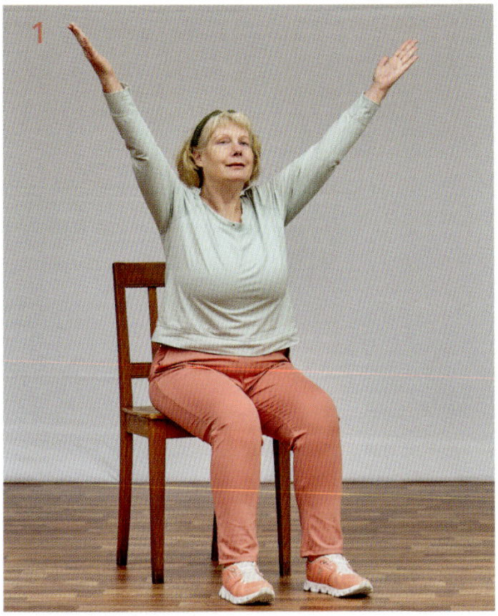


Hier geht es nicht um Abgaswerte, sondern um eine effektive Kraftübung für Ihre Arme. **1** Setzen Sie sich auf die Stuhlkante, halten Sie den Rücken gerade und schieben Sie die Arme nach oben, bis sie ein V bilden.

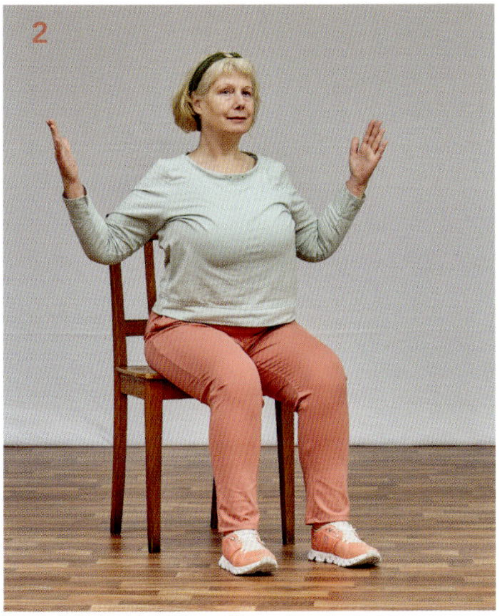


**2** Dann ziehen Sie die Arme langsam seitlich nach unten, bis sie ein W bilden. Spüren Sie, wie sich Ihr Brustbein am tiefsten Punkt hebt? Dann ist es genau richtig! 10-mal durchführen.

## DER DREHSITZ

FÜR EINEN GESUNDEN RÜCKEN

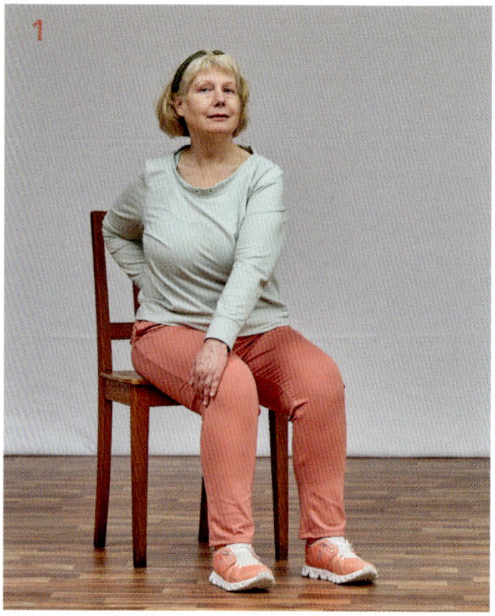

**LEICHTES LEVEL** **1** Setzen Sie sich auf die Stuhlkante. Legen Sie die linke Handfläche an die Außenseite des rechten Knies. Üben Sie mit Hand und Knie sanften Druck und Gegendruck aus, damit das Bein an seinem Platz bleibt.

Der Drehsitz ist die Abwandlung einer Yoga-Übung, die normalerweise auf dem Boden ausgeführt wird. Sie ist sehr wohltuend bei Rückenbeschwerden. Es ist aber wichtig, sie langsam auszuführen und die eigenen Grenzen zu beachten.

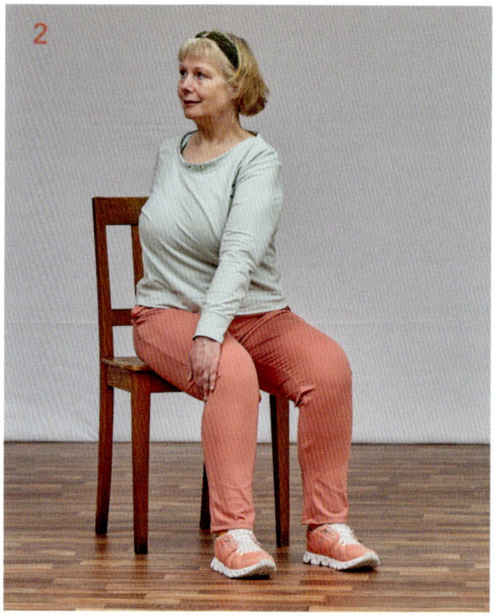

**2** Drehen Sie sich nun aus der Lendenwirbelsäule nach rechts. Achtung, den Nacken nicht zu weit drehen! Die Bewegung kommt aus dem Rücken. 3-mal pro Seite, dann gegengleich. Langsam ausführen und die Endposition 30 Sekunden halten.

**MITTLERES LEVEL** Platzieren Sie die Faust hinter Ihrem Gesäß und drücken Sie fest auf die Sitzfläche. Die Drehung kann dadurch noch weiter ausgeführt werden.

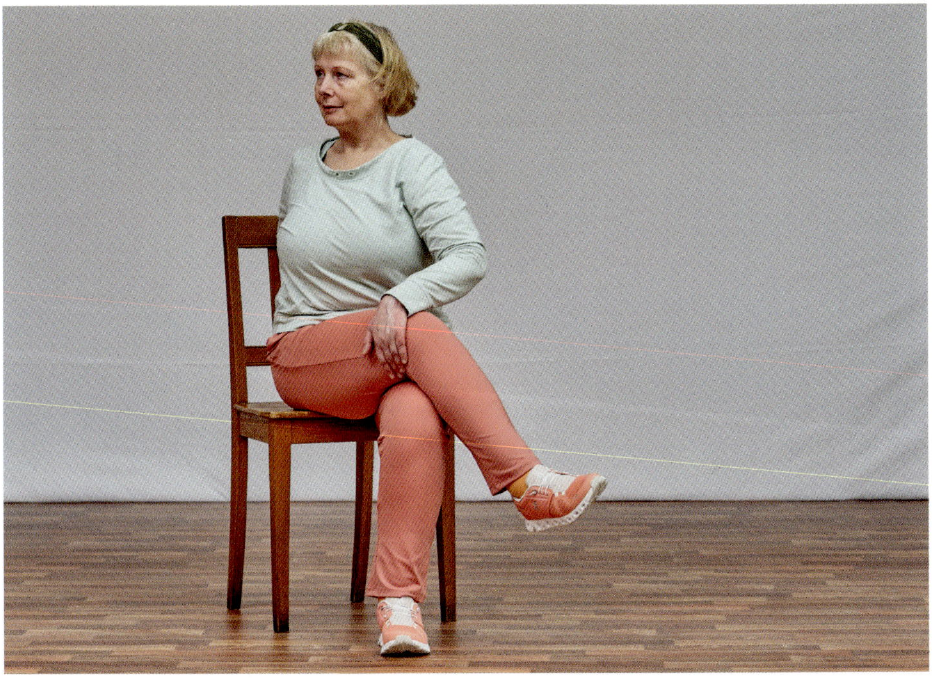

**SCHWERES LEVEL** Nur für Personen mit gesunden, nicht operierten Hüften! Schlagen Sie Ihr rechtes Bein über das linke. Platzieren Sie die linke Handfläche an die Außenseite des rechten Knies. Legen Sie die rechte Hand auf die Lendenwirbelsäule und drehen Sie sich langsam und vorsichtig nach rechts.

Um zu kontrollieren, dass Sie den Nacken nicht zu weit drehen, können Sie das Kinn in den Übungsphasen ab und zu senken. Wenn das Kinn noch über dem Brustbein oder leicht seitlich davon schwebt, ist es perfekt.

## GANZKÖRPERSPANNUNG

LOCKER DURCH ANSTRENGUNG

### VORÜBUNG: DEN BECKENBODEN ANSPANNEN

Greifen Sie mit beiden Händen unter Ihren Po, bis Sie mit den Fingern die beiden Sitzknochen ertasten können. Nehmen Sie nun die Finger wieder vor und ziehen Sie die Sitzknochen zueinander – aber ohne den Po anzuspannen. Wenn Sie es korrekt ausführen, bewegen sich die Knie leicht nach außen.

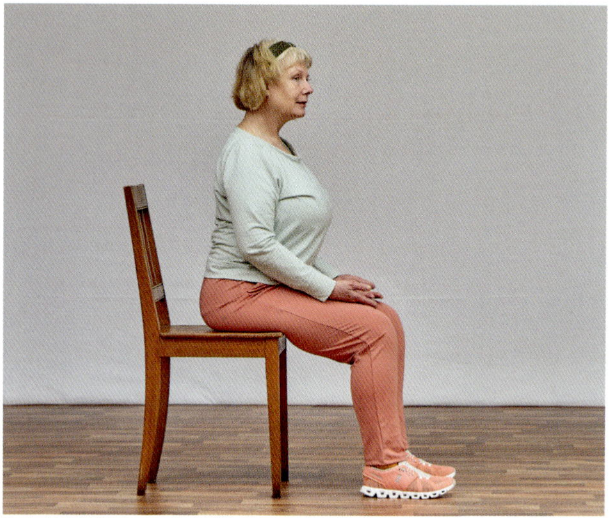

**LEICHTES LEVEL** Sie sitzen auf dem Stuhl, ohne sich anzulehnen. Ober- und Unterschenkel sowie Unterschenkel und Füße bilden je einen rechten Winkel. Pressen Sie beide Fußsohlen fest in den Boden. Sie werden merken, dass die Oberschenkel sich mit anspannen. Spannen Sie nun auch den Beckenboden an und halten Sie die Spannung ein paar Sekunden, während Sie ruhig atmen. Lassen Sie sich anschließend sinken. Der Rücken wird rund, der Kiefer hängt herunter. 3 Durchgänge.

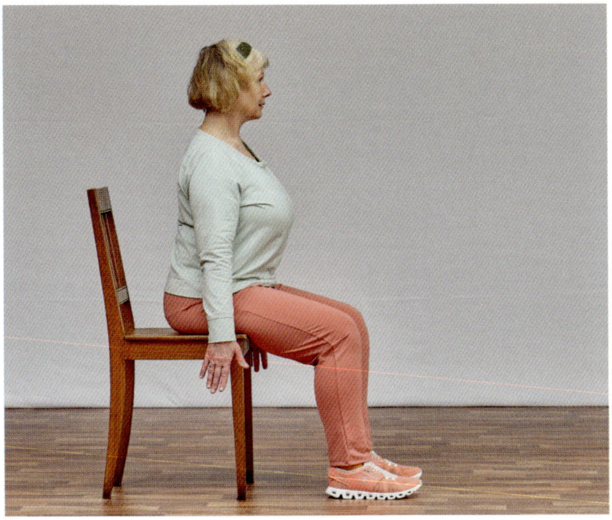

**MITTLERES LEVEL** Schieben Sie zusätzlich die Arme mit gespreizten Händen seitlich nach unten, als würden Sie Ihre Finger in Sand schieben.

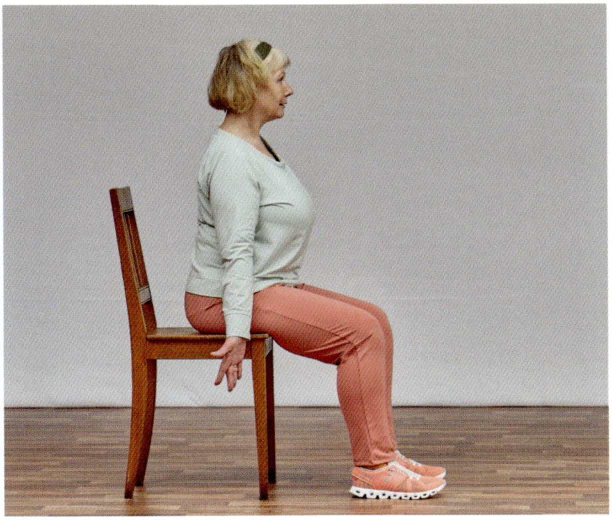

Vergessen Sie das Atmen nicht. Falls es Ihnen vor lauter Konzentration schwerfallen sollte, zählen Sie langsam und laut bis 10 und lösen Sie dann die Haltung auf.

**SCHWERES LEVEL** Pressen Sie die gestreckten Arme an die Seite. Drehen Sie die Hände nach außenhinten, sodass die Daumen zur Seite bzw. nach hinten zeigen. Lösen Sie die Arme nicht von der Seite.

## RÜCKENDRÜCKEN

### DIE NOTFALLÜBUNG BEI SCHMERZEN

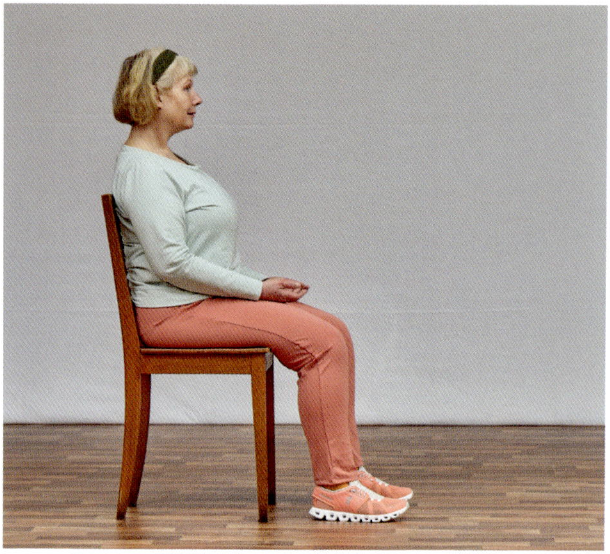

Bei allen drei Schwierigkeitsstufen berührt der ganze Rücken während der gesamten Übung die Lehne.

**LEICHTES LEVEL** Sie sitzen mit angelehntem Rücken, die Hände liegen locker geöffnet auf den Oberschenkeln, die Handflächen zeigen nach oben und die Finger sind leicht eingerollt. Drücken Sie den ganzen Rücken gegen die Lehne. Lösen Sie nach ein paar Sekunden die Spannung. Der Rücken bleibt aber weiterhin in Position. Noch einmal wiederholen.

**MITTLERES LEVEL** Drücken Sie mit dem unteren Rücken gegen die Lehne, der obere Rücken berührt sie nur. Dann wechseln Sie und drücken nur den oberen Teil aktiv – ohne dass man eine Bewegung sieht. Noch einmal wechseln.

**SCHWERES LEVEL** Drücken Sie gleichzeitig rechts oben und links unten. Der Rest des Rückens berührt wie immer nur. Ja, das geht. Und gegengleich. Und noch mal wechseln.

Dies ist auch eine Notfallübung, die bei Rückenverspannungen und Schmerzen Linderung bringen kann.

## DEN RÜCKEN LANG ZIEHEN

### SO WERDEN SIE WIEDER GRÖSSER

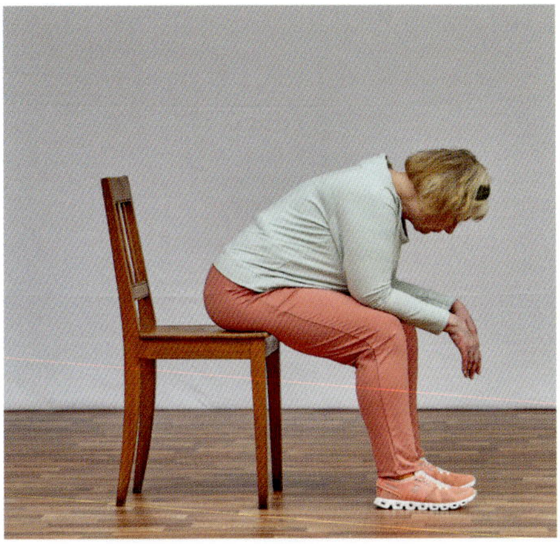

**LEICHTES LEVEL** Setzen Sie sich auf die Stuhlkante und lassen Sie die Ellbogen bequem auf den Oberschenkeln ruhen. Die Füße bleiben während der gesamten Übung mit der ganzen Sohle auf dem Boden stehen. Schieben Sie die linke Pobacke nach hinten und spüren Sie, wie der untere Rücken langgezogen wird. 5 Atemzüge halten, dann gegengleich. Je Seite 2-mal und Endposition 15 Sekunden halten.

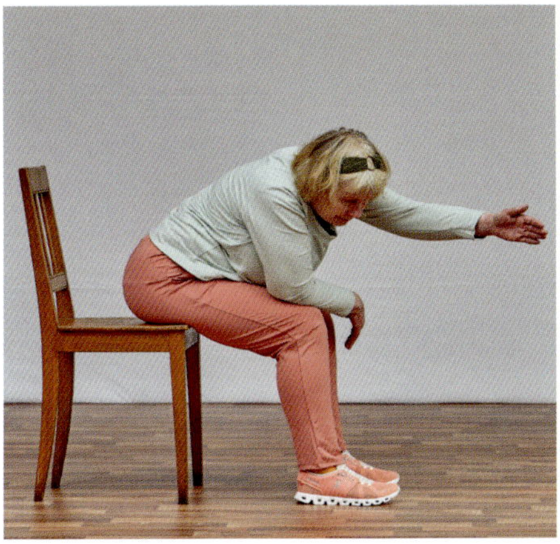

**MITTLERES LEVEL** Wenn Sie die linke Pobacke nach hinten geschoben haben, führen Sie – ohne sich aufzurichten – den linken Arm nach vorn-rechts, sodass der Arm eine leichte Kurve beschreibt. Spüren Sie, wie sich die Dehnung im unteren Rücken verstärkt? Das Ziehen ist außen an der Wirbelsäule spürbar. 5 Atemzüge halten, dann gegengleich.

**SCHWERES LEVEL** Dehnen Sie sich diagonal: Schieben Sie die rechte Pobacke nach hinten und führen Sie den linken Arm nach vorn-rechts. Das Ziehen ist nun eher mittig an der Wirbelsäule zu spüren.

Widerstehen Sie der Versuchung, die kleine Bewegung mit der Pobacke wegzulassen. Sie ist unglaublich mächtig und das eigentliche Fundament der Übung. Es kann tatsächlich sein, dass Sie durch diese oder ähnliche Übungen wieder ein paar Zentimeter Körpergröße gewinnen. Dafür müssen Sie jedoch über Monate regelmäßig und gezielt trainieren.

## DIE HÜFTEN LOCKERN

### GEMÜTLICH BEWEGLICHER WERDEN

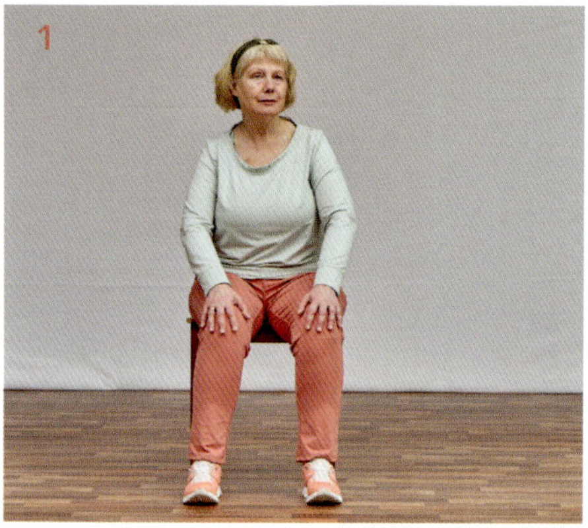


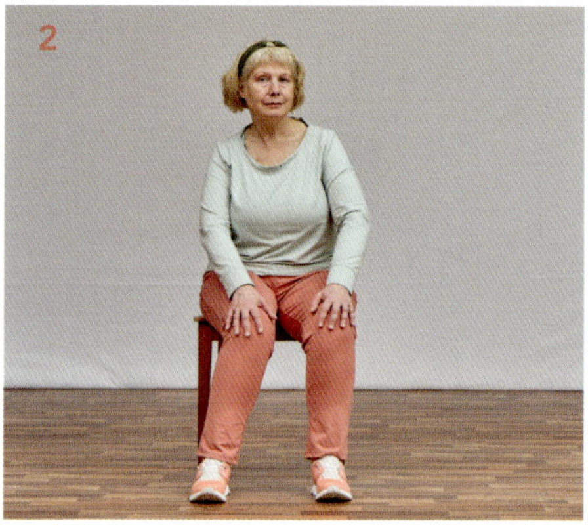


**1** Sie sitzen auf der Stuhlkante. Die Beine sind hüftbreit aufgestellt, die Hände liegen auf den Knien.
**2** Bewegen Sie nun mit der rechten Hand das rechte Knie sanft nach links und rechts, nur ein paar Zentimeter, aber immer wieder. Arbeiten Sie auf keinen Fall mit den Beinen selbst, sondern stellen Sie sich vor, Sie würden die Knie einer anderen Person bewegen. Mit der Zeit wird das Bein immer lockerer – sofern wirklich nur die Hand führt. Nach etwa 1 Minute Beinwechsel und das Bewegen mit der linken Hand am linken Knie ausführen.

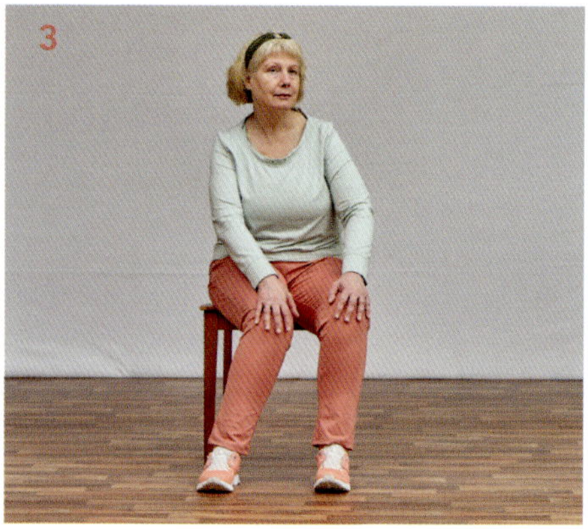


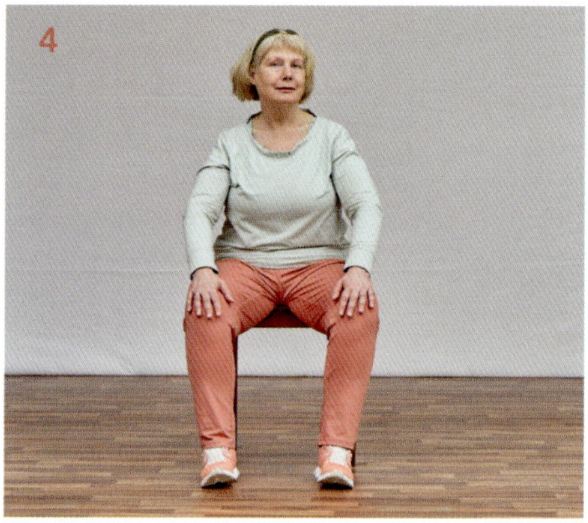


**3** Dann mit den Händen beide Knie leicht in dieselbe Richtung führen – mal nach links, mal nach rechts.

**4** Zum Schluss führen Sie die Knie sanft auseinander, jeweils für 1 Minute.

Achten Sie darauf, dass die Füße nicht auf die Außenkanten rollen – das wäre eine Ausweichbewegung.

## HÜFTE DREHEN

DER DREH ZU MEHR BEWEGUNGSUMFANG

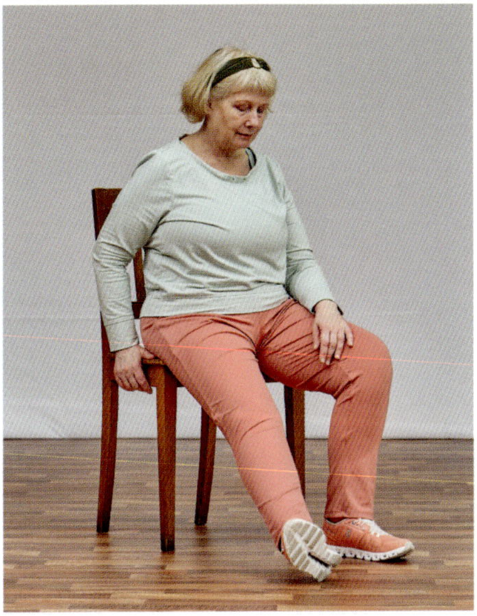

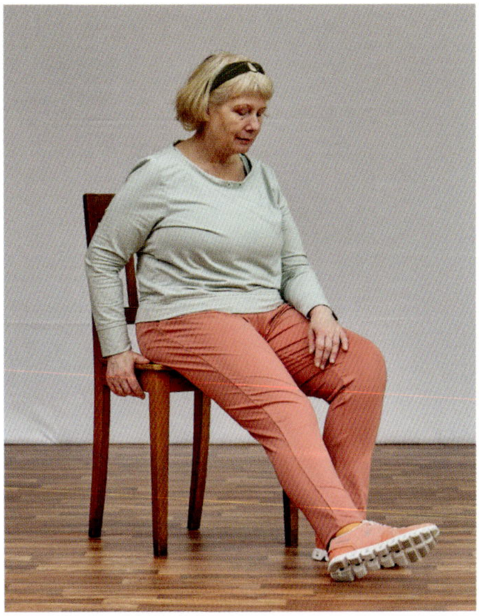

Setzen Sie sich auf die Stuhlkante und strecken Sie Ihr rechtes Bein von sich. Halten Sie den Fuß locker und entspannt. Drehen Sie nun Ihr Bein aus der Hüfte nach rechts und links – der Fuß hängt einfach locker. Nach 10 Drehungen Seitenwechsel.

Es ist völlig normal, dass Sie ein Bein nicht so weit drehen können wie das andere. Die meisten Menschen haben unterschiedlich bewegliche Hüften.

## IN DER PFANNE RÜHREN

### FÜR SCHMERZFREIE SCHRITTE

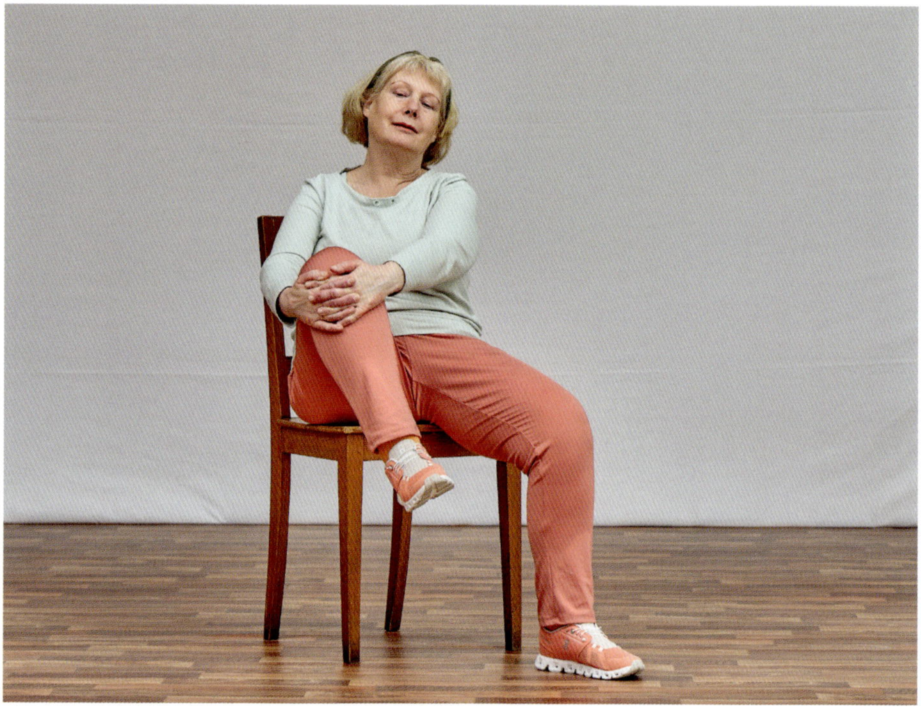

Setzen Sie sich auf die vordere Stuhlkante. Die Füße stehen hüftbreit, die Knie befinden sich genau über den Füßen. Greifen Sie Ihr rechtes Knie mit beiden Händen und machen Sie – von den Händen gesteuert und nicht vom Bein selbst – langsame große Kreise nach außen. Eine meiner Ausbilderinnen sagte einmal: „Stellt euch vor, der Hüftkopf rührt in der Pfanne." Ein schönes, passendes Bild, denn Sie werden mit jeder Bewegung lockerer. Nach 10 Wiederholungen Seitenwechsel.

## MIT KRAFT ZUR SEITE

### POWER FÜR HÜFTE UND BEINAUSSENSEITE

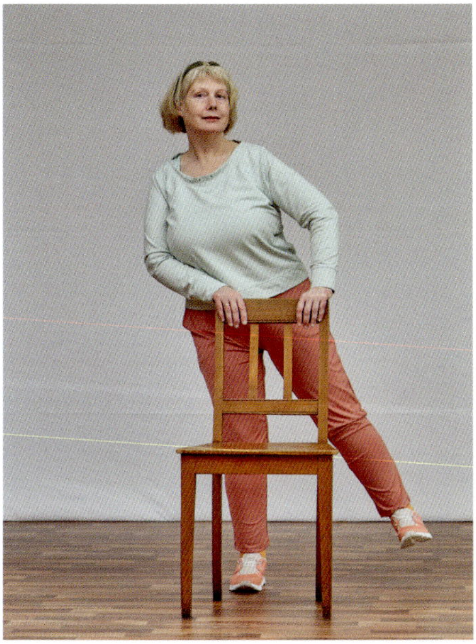

**LEICHTES LEVEL** Sie stehen hinter einem Stuhl und halten sich mit beiden Händen fest. Die Füße stehen etwas weiter als hüftbreit und sind parallel ausgerichtet. Ziehen Sie nun die linke Fußspitze an und bewegen das Bein gestreckt zur Seite. Bewegen Sie jetzt das Bein mit angezogener Fußspitze und unter Spannung wieder zurück. 10-mal wiederholen, dann gegengleich.

**MITTLERES LEVEL** Wie beim leichten Level, aber setzen Sie das Bein zwischendurch nicht ab, sondern halten Sie es mit Spannung in Bewegung.

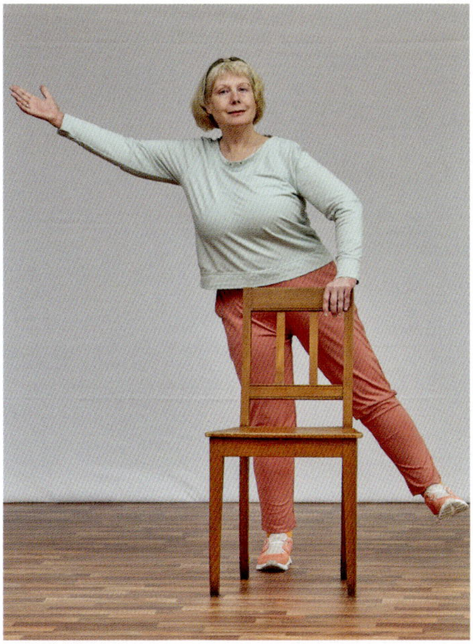

**SCHWERES LEVEL** Bewegen Sie zusätzlich den gegenüberliegenden Arm zur Seite, also beim linken Bein den rechten Arm und gegengleich.

Die Ferse zeigt eher nach außen, obwohl der Impuls da sein mag, die Spitze nach außen zu drehen.

## DIE PHILOSOPHIN

### HÜFTSCHMERZEN ADE

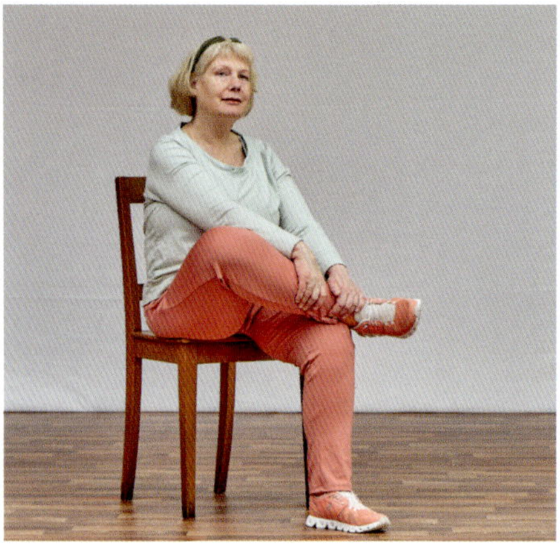

**LEICHTES LEVEL** Sie sitzen auf der Stuhlkante. Greifen Sie mit beiden Händen das rechte Bein, führen Sie es nach rechts außen und legen Sie den Knöchel auf den linken Oberschenkel. Bleiben Sie 10 tiefe Atemzüge in der Stellung und wechseln Sie dann die Seite. 2 Durchgänge je Bein.

Achten Sie darauf, dass Sie oberhalb des Knöchels greifen und nicht den Fuß, da sonst Bänder überdehnt werden können.

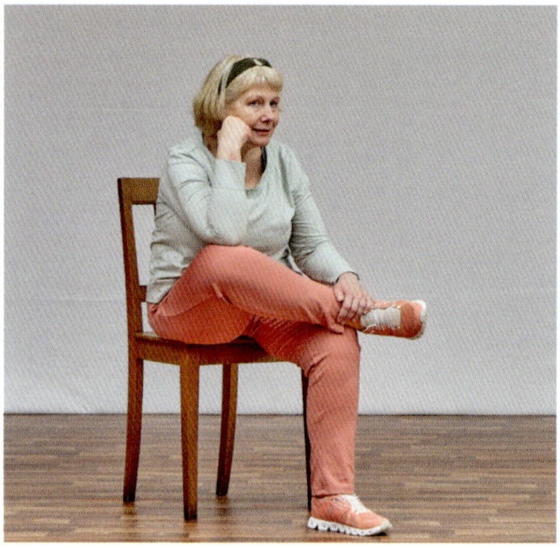

**MITTLERES LEVEL** Richten Sie sich in der Endstellung auf und heben Sie Ihr Brustbein. Lassen Sie sich dann wieder sinken und beginnen Sie von Neuem mit dem Aufrichten. Wenn Sie möchten, legen Sie den rechten Ellbogen mit leichtem Druck auf das rechte Knie und stützen Sie Ihr Kinn oder Ihre Wange in die Hand, als ob Sie nachdenklich wären.

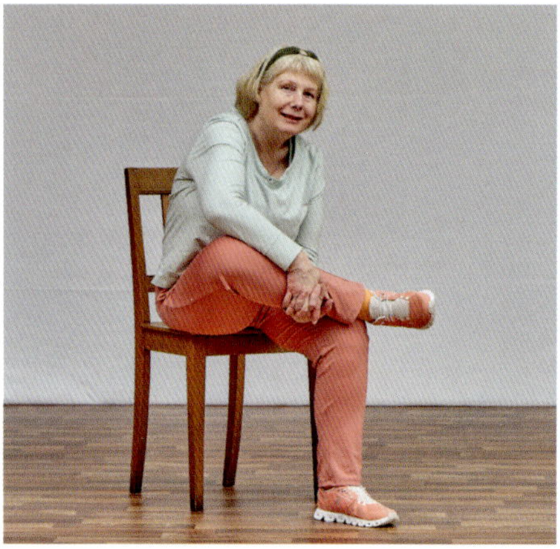

**SCHWERES LEVEL** Greifen Sie mit der linken Hand unter dem rechten Bein durch und umfassen Sie mit der linken Hand die rechte. Wenn es Ihnen leichtfällt und ohne Schmerzen machbar ist, beugen Sie sich zum Schienbein hinunter. Die Arme können helfen, den Oberkörper nach unten zu ziehen. Arbeiten Sie langsam und forcieren Sie nichts – das Gras wächst auch nicht schneller, wenn man dran zieht.

## DIE HÜFTBEUGER-LOKOMOTIVE

### GEDEHNT UND GERADE WERDEN

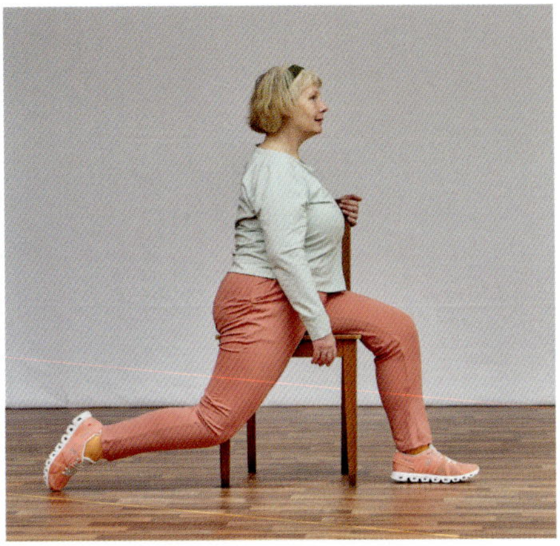

**LEICHTES LEVEL** Setzen Sie sich seitlich auf einen Stuhl ohne Seitenlehnen. Der linke Arm umfasst die Rückenlehne, die rechte Pobacke schwebt im Freien, die linke Pobacke ist auf der Sitzfläche. Das rechte Bein schiebt sich jetzt vorsichtig nach hinten, bis es fast gestreckt ist. Sie spüren die Dehnung im Hüftbeuger. 30 Sekunden halten. Dann gegengleich. 2 Durchgänge.

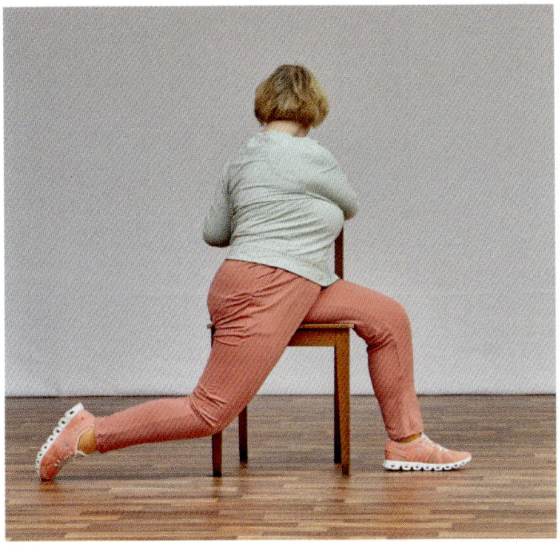

**MITTLERES LEVEL** Drehen Sie Ihren Oberkörper nach links und greifen Sie mit beiden Händen die Rückenlehne des Stuhls. Je mehr Sie sich wegdrehen, desto mehr wird der rechte Hüftbereich gedehnt.

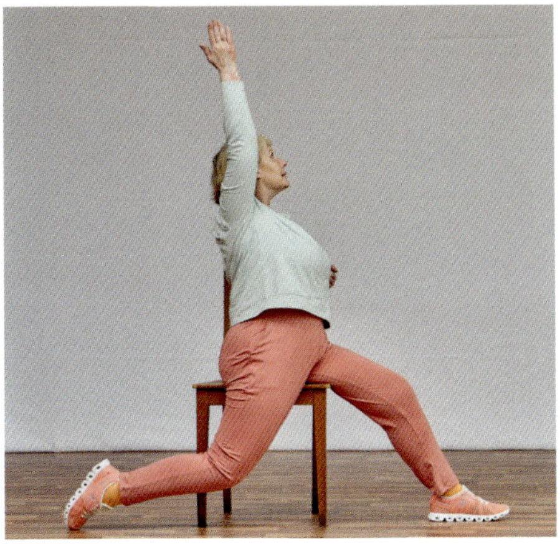

**SCHWERES LEVEL** Schieben Sie nun auch den linken Fuß langsam nach vorn über den Boden. Die Ferse kann sich dabei automatisch heben; nicht nachhelfen, das geschieht irgendwann von allein. Heben Sie den rechten Arm und neigen Sie sich zurück, während die Beine in Position bleiben. Der Daumen zeigt nach hinten. Wenn Sie können, ziehen Sie den Arm weit nach hinten. Lösen Sie langsam die Position auf und üben Sie gegengleich, aber ohne einen der Schritte zu überspringen.

## HÜFTBEUGER KOMM RAUS

FÜR EINE BESSERE HALTUNG

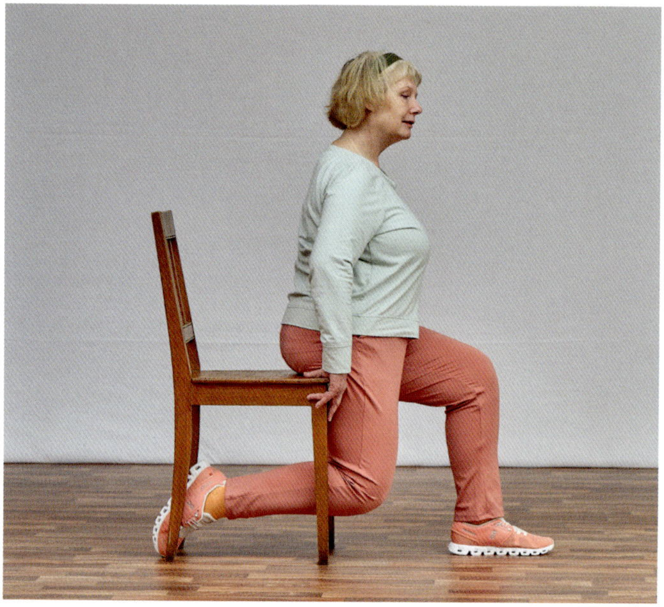

**LEICHTES LEVEL** Sie sitzen auf der vorderen Stuhlkante. Das linke Bein steht mit Ober-, Unterschenkel und Fuß jeweils genau im rechten Winkel und bleibt während der Übung dort. Ziehen Sie Ihr rechtes Bein unter den Stuhl und positionieren Sie den Fuß so, dass der Rist zum Boden zeigt. Idealerweise haben Sie nun einen rechten Winkel zwischen Ober- und Unterschenkel. Halten Sie diese Position 30 Sekunden. Dann gegengleich. 2 Durchgänge.

Viele ältere Menschen senken den Kopf beim Gehen, um auf den Boden zu schauen. Dies kann zu Stürzen führen, verkürzt den Hüftbeugemuskel und kann sogar Inkontinenz verursachen – ganz zu schweigen von dem Bild, das Sie für Ihre Umgebung abgeben! Strahlen Sie Stärke aus, indem Sie das Kinn gerade lassen und nur die Augen senken, sodass Sie den Boden in einiger Entfernung erkennen können. So können Sie mit den Füßen abrollen und dadurch den Beckenboden aktivieren.

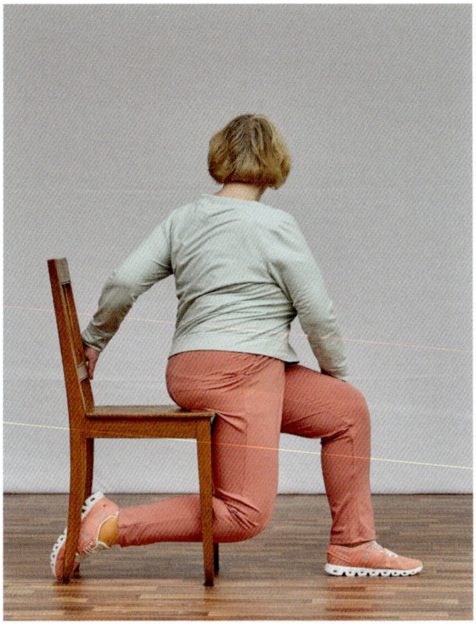

**MITTLERES LEVEL** Drehen Sie in der Endstellung den Rumpf nach links und greifen Sie die Stuhllehne, sodass sich die Dehnung verstärkt. Das gebeugte Bein bleibt aber in Position.

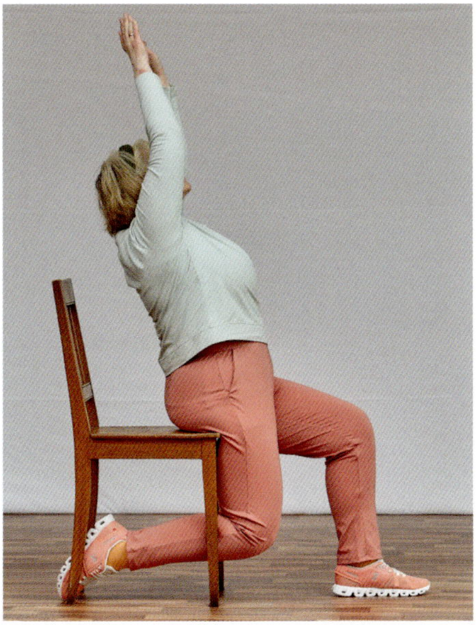

**SCHWERES LEVEL** Lassen Sie den Blick nach vorn gerichtet und verhaken Sie Ihre Daumen. Ziehen Sie nun die Arme nach hinten-oben, während der Körper sich möglichst weit mit geradem Rücken nach hinten lehnt. Eine Rückbeuge ist hier nicht falsch, aber als Ausweichbewegung weniger effektiv, denn der Hüftbeuger ist dann weniger beteiligt.

## SCHIEBUNG!

POWER FÜR DIE SCHENKEL

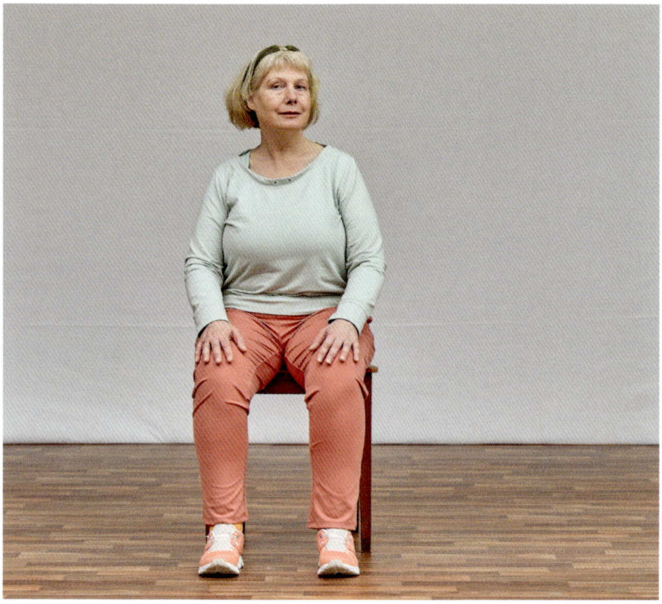

**LEICHTES LEVEL** Sie sitzen auf der Stuhlkante. Ober- und Unterschenkel bilden einen rechten Winkel. Schieben Sie nun, ohne Knie oder Füße zu bewegen, die Füße zueinander. Stellen Sie sich vor, Sie wollten den Boden zwischen Ihren Füßen zusammenschieben, aber es gibt Widerstand. Halten Sie die Stellung etwa 10 Sekunden. Schieben Sie dann den Boden wieder auseinander, ohne dass eine Bewegung sichtbar ist. Je 2 Durchgänge.

**MITTLERES LEVEL** Schieben Sie beide Füße nach vorn, ohne dass eine Bewegung sichtbar wird. 10 Sekunden halten, dann beide Füße nach hinten schieben. Die Ausgangsstellung ändert sich nicht.

**SCHWERES LEVEL** Schieben Sie nun den rechten Fuß nach vorn und den linken nach hinten. 10 Sekunden halten, dann gegengleich.

Achten Sie darauf, dass die Knie beim Zusammenschieben nicht nach innen fallen.

## BEINHEBEN

FÜR EIN LEICHTERES AUFSTEHEN

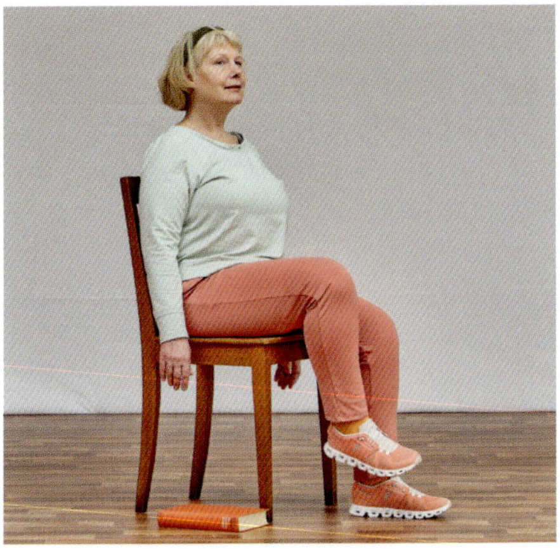

**LEICHTES LEVEL** Lehnen Sie sich an und heben Sie den rechten Oberschenkel an. Halten Sie ihn oben. Das Knie ist angewinkelt und der Unterschenkel nahe dem Stuhl. Das Bein nicht vorstrecken und auch nicht zu hoch halten, damit Sie wirklich den Oberschenkel kräftigen. Beginnen Sie mit einer halben Minute und arbeiten Sie sich auf 2 Minuten vor. Dann gegengleich. 1 Durchgang reicht.

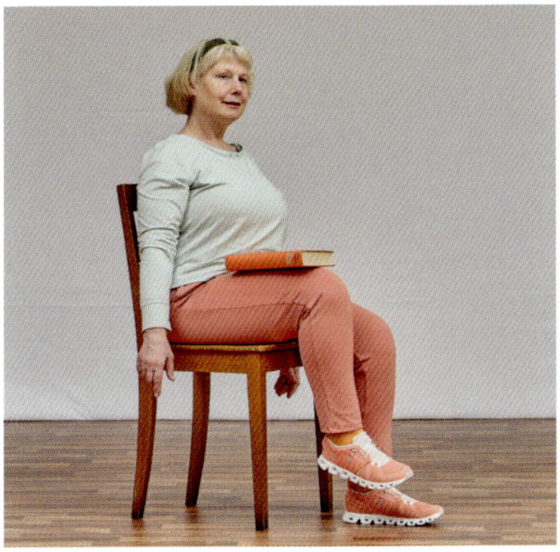

**MITTLERES LEVEL** Machen Sie die Übung mit einem Gewicht auf dem Oberschenkel (ein Buch, ein Kissen, ein dickes Kuscheltier). Das Gewicht sollte näher am Knie als bei der Leiste liegen.

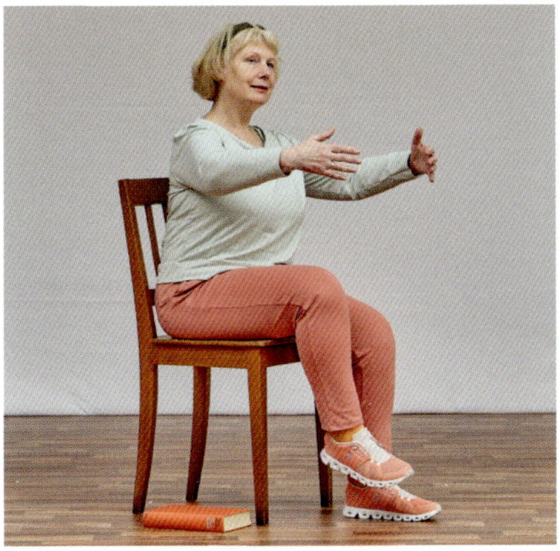

**SCHWERES LEVEL** Lösen Sie den Rücken von der Lehne und halten Sie die Arme leicht gebeugt nach vorn, als würden Sie einen großen Wasserball umfassen. Die Daumen zeigen nach oben.

## DIE KNIEPRESSE

DAS KRAFTFUTTER FÜR DIE GELENKE

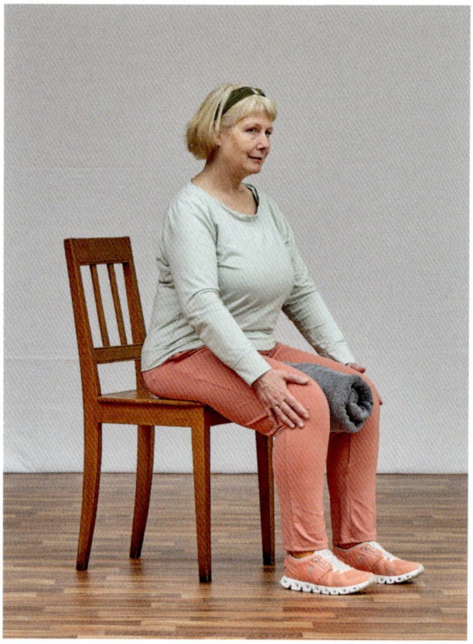

**LEICHTES LEVEL** Sie sitzen auf der Stuhlkante. Die hüftbreit aufgestellten Beine werden seitlich von außen mit den Händen zusammengepresst, ohne dass sich die Knie nach innen bewegen. Falls Ihnen das schwerfällt, klemmen Sie ein zusammengerolltes Handtuch zwischen die Knie. Die Knie selbst drücken Sie gegen den Widerstand der Hände nach außen. 10 Sekunden halten, 3 Durchgänge.

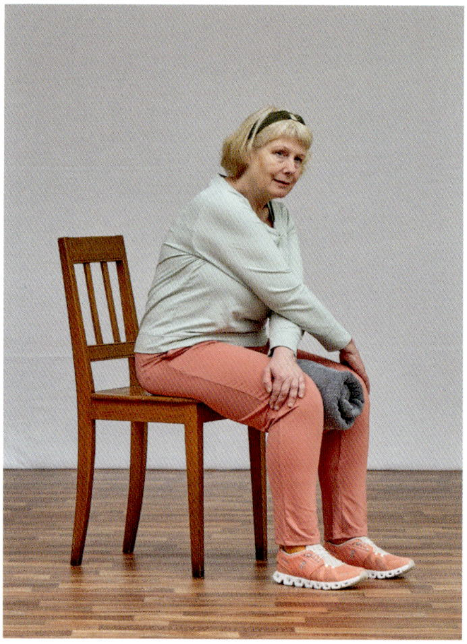

**MITTLERES LEVEL** Kreuzen Sie die Arme während der Übung, erst ist der rechte Arm der obere, dann der linke.

## DEHNUNG DER BEINRÜCKSEITEN

AKTIV GEGEN TRIPPELSCHRITTE

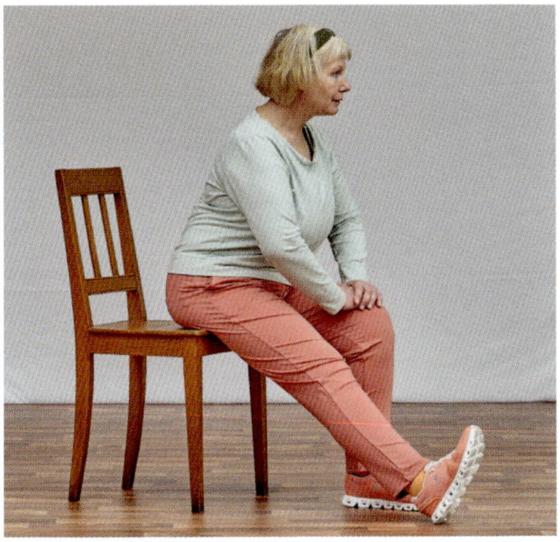

**LEICHTES LEVEL** Sie sitzen auf der Stuhlkante. Strecken Sie das rechte Bein nach vorn aus und ziehen Sie die Fußspitze an. Neigen Sie sich mit geradem Rücken so weit nach vorn, wie Sie können. Nichts erzwingen! Dann gegengleich.

Die Hände werden auf das gebeugte Bein gesetzt, damit Sie nicht auf dem gestreckten Bein abrutschen oder versehentlich Druck auf die Kniescheibe ausüben.

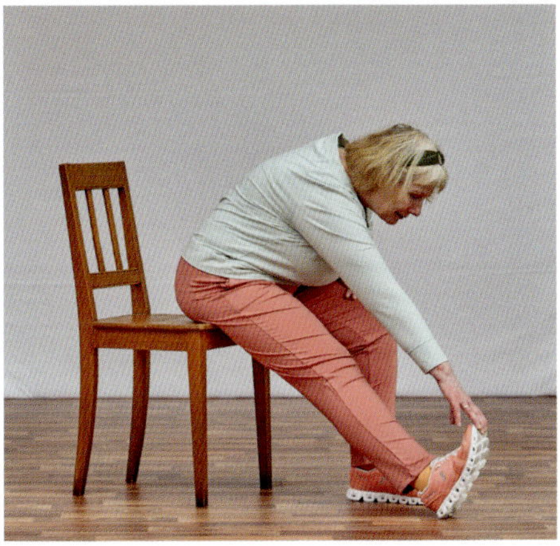

**MITTLERES LEVEL** Greifen Sie während der Übung mit der rechten Hand Ihre Fußspitze.

Das schwere Level bitte nur probieren, wenn Sie nicht an Osteoporose oder der Vorstufe Osteopenie leiden. Falls Sie sich unsicher sind, bleiben Sie bei den anderen Leveln.

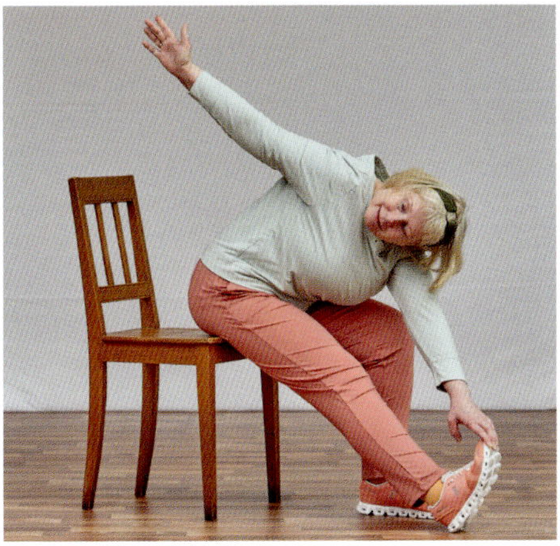

**SCHWERES LEVEL** Fassen Sie mit der linken Hand die rechte Fußspitze, führen Sie den rechten Arm nach hinten und sehen Sie diesem nach. Dann gegengleich. Falls Sie lange Beine haben, erzwingen Sie nichts, sondern greifen Sie einfach Ihr Schienbein.

## DEHNUNG DER KNIESEHNEN

FÜR EINEN BESSEREN STAND

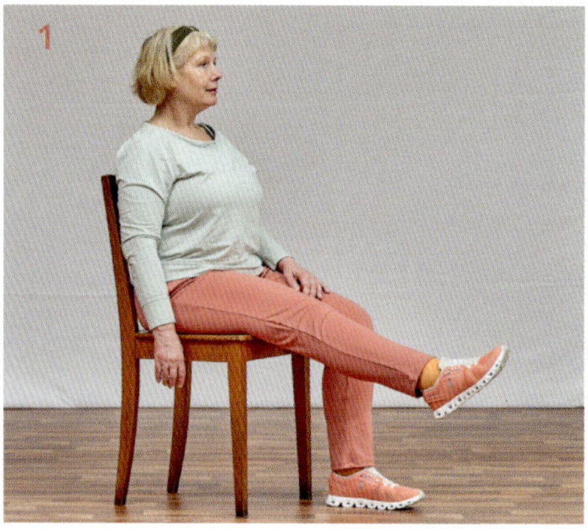


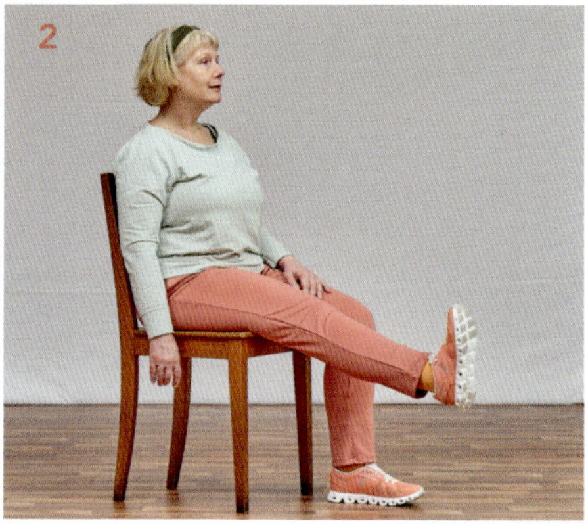


**LEICHTES LEVEL** **1** Sie sitzen mit angelehntem Rücken. Das rechte Bein wird gestreckt und die Fußspitze zunächst gestreckt, als wenn Sie damit auf etwas zeigen wollten.
3 Atemzüge halten.

**2** Dann die Fußspitze anziehen. Bei dieser Dehnung ist auch ein gewisser Krafteinsatz im Oberschenkel spürbar. 3 Wiederholungen je Fußposition.

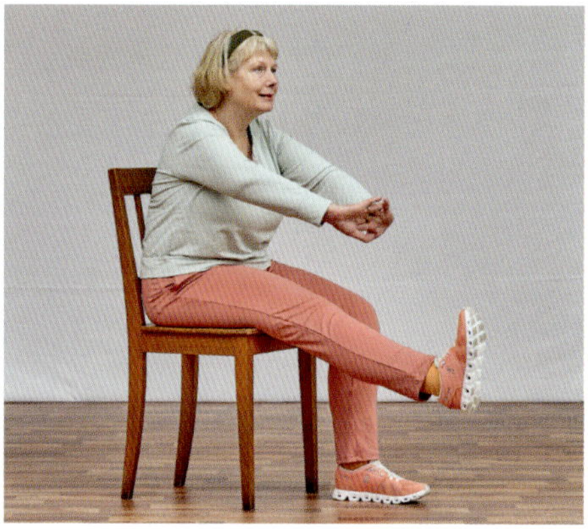

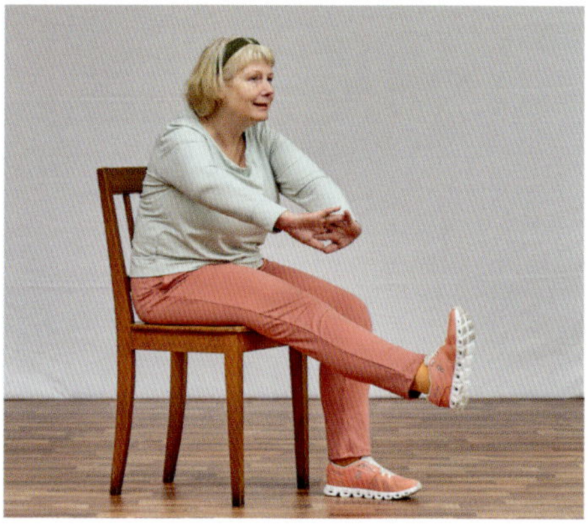

**MITTLERES LEVEL** Falten Sie die Hände, drehen Sie die Handinnenflächen nach außen und schieben Sie diese in Richtung angezogener Fußspitze. Der Rücken kann sich von der Lehne lösen. Halten Sie die Dehnung 30 Sekunden.

**SCHWERES LEVEL** Schieben Sie die gefalteten Hände rechts am Knie vorbei. Dies ist eine gute Übung für die Kniesehnen. Wenn Sie etwas gegen X-Beine tun möchten, ziehen Sie zusätzlich die Fußaußenkante zum Körper.

## DEHNUNG DER BEININNENSEITEN

FÜR LOCKERE HÜFTEN

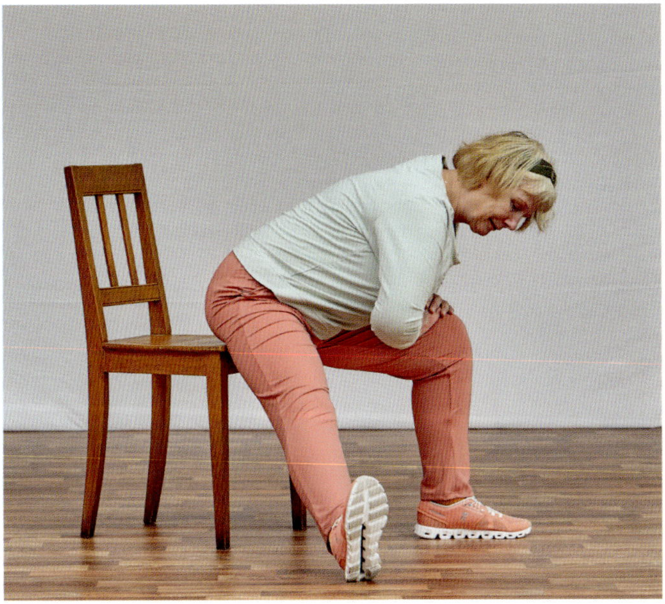

**LEICHTES LEVEL** Sitz auf der Stuhlkante. Führen Sie das rechte Bein weit nach außen und strecken Sie es. Ziehen Sie die Fußspitze an. Legen Sie die Hände übereinander auf das linke Bein und neigen Sie sich nach vorn, bis Sie eine Dehnung an der Beininnenseite spüren. Halten Sie die Stellung 30 Sekunden, dann führen Sie das rechte Bein wieder zurück zum Körper und üben mit der linken Seite. 2 Durchgänge.

**MITTLERES LEVEL** Wandern Sie mit dem linken Bein nach außen, wenn sich das rechte Bein in der Endstellung befindet. Das linke Knie fällt aber nicht nach innen und befindet sich immer genau über dem Fuß.

**SCHWERES LEVEL** Drehen Sie bei der Übung vom mittleren Level zusätzlich das rechte Bein aus der Hüfte nach außen. Das Knie bleibt gestreckt.

## KANTENROLLEN

### EINE WOHLTAT FÜR DIE FÜSSE

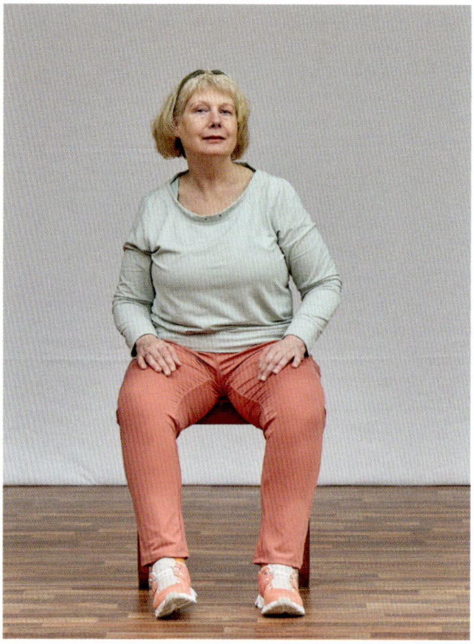

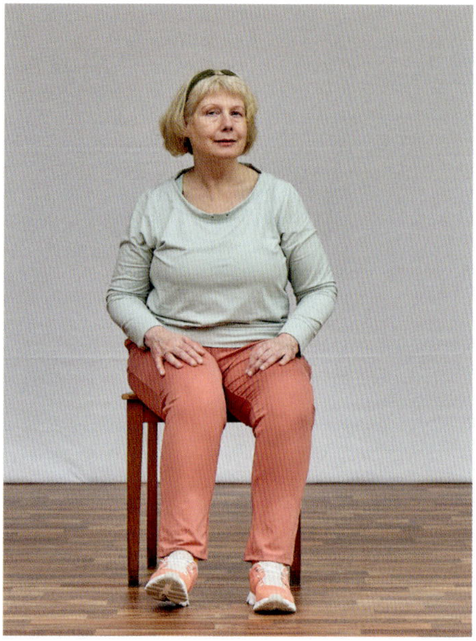

Sie sitzen auf der Stuhlkante. Lassen Sie den rechten Fuß langsam auf die Kanten rollen – erst auf der Außenkante, dann über die Fußspitze, die Innenkante und die Ferse. Es ist kein wildes Überdehnen der Sehnen durch Abknicken im Fußgelenk – Ziel ist es, sanft die Kanten der Füße zu aktivieren. Beginnen Sie im Uhrzeigersinn. Führen Sie die Übung 5-mal aus und wechseln Sie die Richtung. Dann den anderen Fuß rollen lassen. 2 Durchgänge.

## SPITZE-FERSE

### AKTIV GEGEN FERSENSPORN

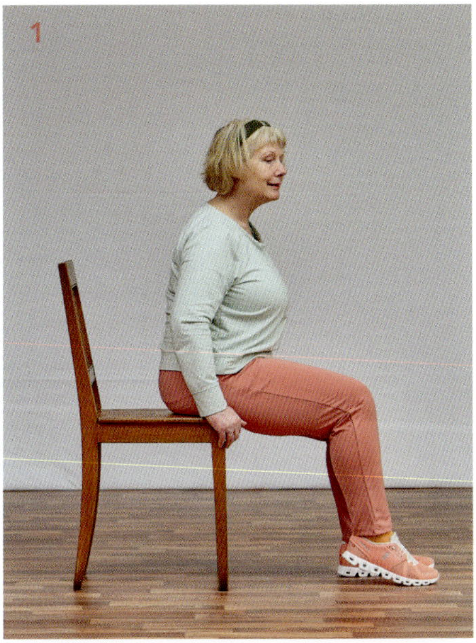

**1** Sie sitzen auf der Stuhlkante. Ihre Ober- und Unterschenkel sowie die Füße bilden jeweils einen rechten Winkel in den Gelenken. Heben Sie jetzt den rechten Fuß leicht an und tippen Sie mit der Fußspitze genau da auf,wo sie zuvor auf dem Boden stand.

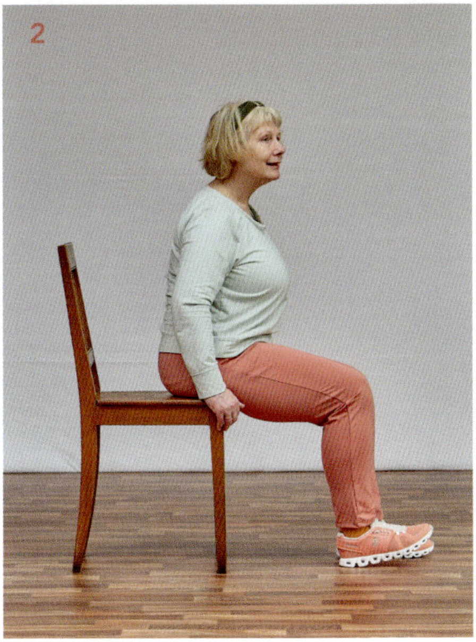

**2** Dann mit der Ferse genau da tippen, wo sie eben noch gestanden hat. Das Knie wird nicht bewegt und der Fuß springt auch nicht vor und zurück beim Tippen. 10-mal Spitze und Ferse tippen. Je Bein 3 Durchgänge.

Korrekt ausgeführt ist diese Übung ein anspruchsvolles Training für Oberschenkel und Fußgelenk sowie eine Prävention gegen den lästigen Fersensporn.

## DIE MAUS WILL DURCH

### FÜR EINEN ELASTISCHEN FUSS

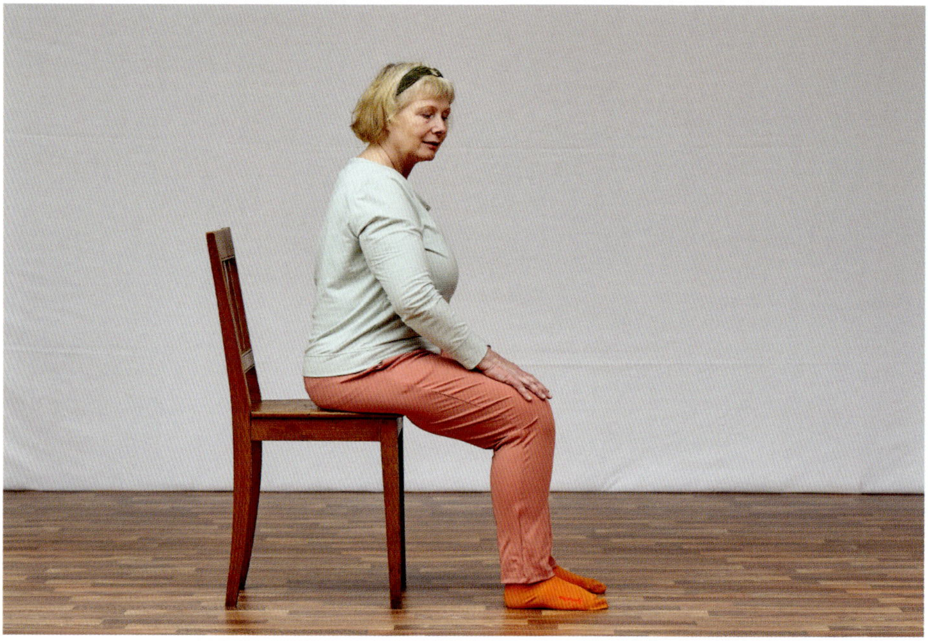

Breiten Sie die Füße flach aus, die Zehen liegen entspannt auf. Ziehen Sie nun das Längsgewölbe, also den Bereich zwischen Fußballen und Ferse, zusammen. Stellen Sie sich vor, darunter möchte eine kleine Maus durchhuschen. Breiten Sie die Füße anschließend wieder aus und ziehen Sie nun das Quergewölbe hoch und zusammen, also den Bereich zwischen Klein- und Großzehenballen. Nun möchte die kleine Maus hier durch. Führen Sie pro Fuß jede Übung 3-mal durch und wechseln Sie dann den Fuß. 2 Durchgänge je Fuß.

Wenn Sie möchten, können Sie die Schuhe ausziehen.

## LANGE FERSE

### FÜR DIE ACHILLESSEHNE

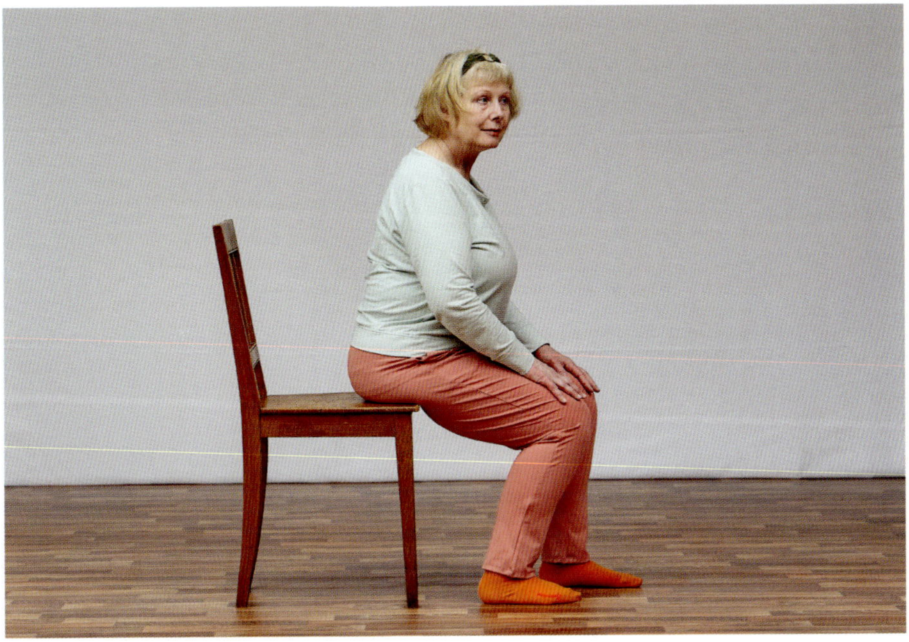

Stellen Sie im Sitzen die Füße hüftbreit auf. Ziehen Sie jetzt den rechten Fuß nach hinten Richtung Stuhl, lassen Sie aber die Ferse komplett am Boden. Die Füße bleiben parallel. Wenn Sie die Dehnung verstärken möchten, neigen Sie sich nach vorn. Achten Sie jedoch darauf, dass die Knie nicht nach innen fallen. Pro Bein 2 Durchgänge, Position jeweils 30 Sekunden halten.

Wenn Sie möchten, können Sie die Schuhe ausziehen.

## MEIN KREIS, DER HAT DREI ECKEN

FÜR EIN AKTIVES GEHIRN

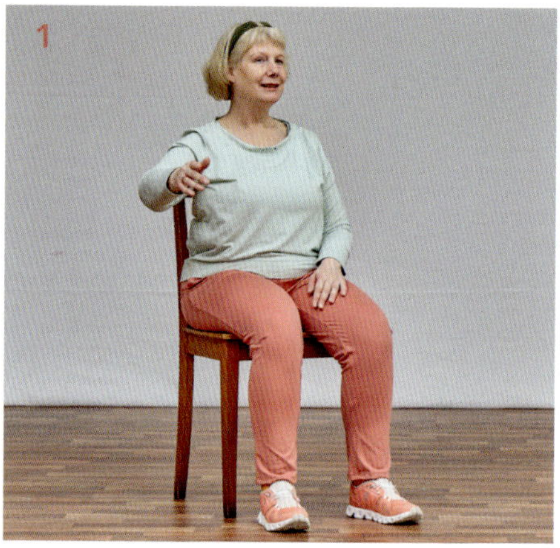


**LEICHTES LEVEL** **1** Sie sitzen mit angelehntem Rücken. Mit der rechten Hand malen Sie in Brusthöhe ein Dreieck in die Luft. Wiederholen Sie die gleichförmige Bewegung, bis sie langweilig wird. Wenn Ihre Gedanken abschweifen oder Sie sich genervt fühlen, ist der Moment erreicht. Bei Schulterarthrose führen Sie den Kreis in tieferer Höhe durch.

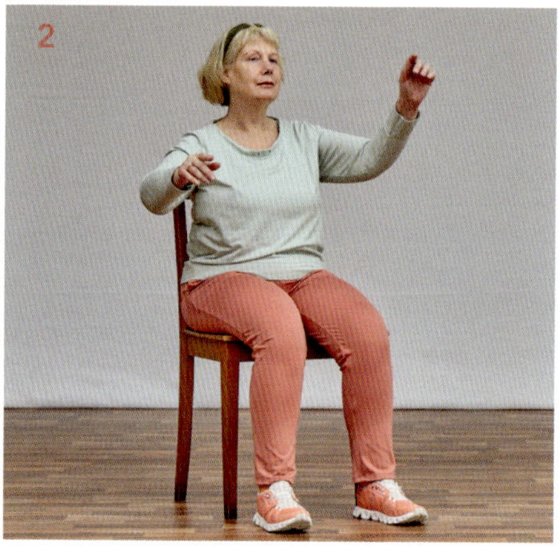


**2** Nehmen Sie den linken Arm dazu, der einen Kreis beschreibt. Es braucht eine Weile, bis es klappt. Dann gegengleich. Geben Sie nicht so schnell auf – die Dauer der Übung ist dieses Mal individuell. Sollten die Arme ermüden, machen Sie eine kurze Pause und starten von Neuem.

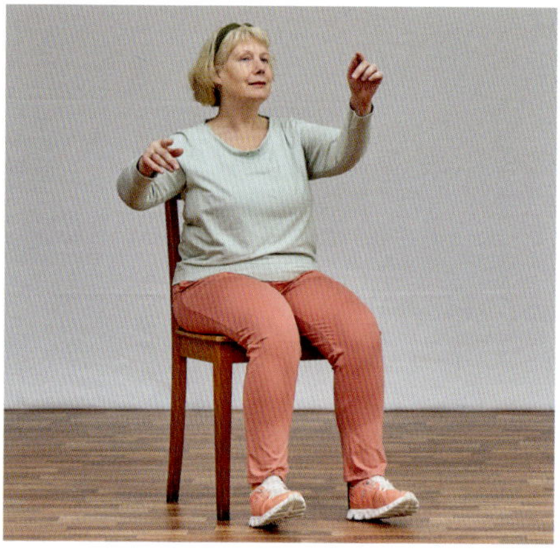

**MITTLERES LEVEL** Wenn Sie eine Weile geübt haben, können Sie die Füße dazu einschalten, und zwar parallel. Sie heben Zehen und Fersen, wie wenn Sie eine alte Nähmaschine mit Fußantrieb treten. Achtung, die Handbewegungen unterscheiden sich; die Fußbewegungen laufen bewusst parallel, nicht gegenläufig.

**SCHWERES LEVEL** Wagen Sie sich an kompliziertere Formen – mit der rechten Hand einen Blitz, mit der linken Hand eine liegende Acht (eine Schleife). Was fällt Ihnen noch ein?

## SALBEN UND KLOPFEN

SO BLEIBEN SIE GUT KOORDINIERT

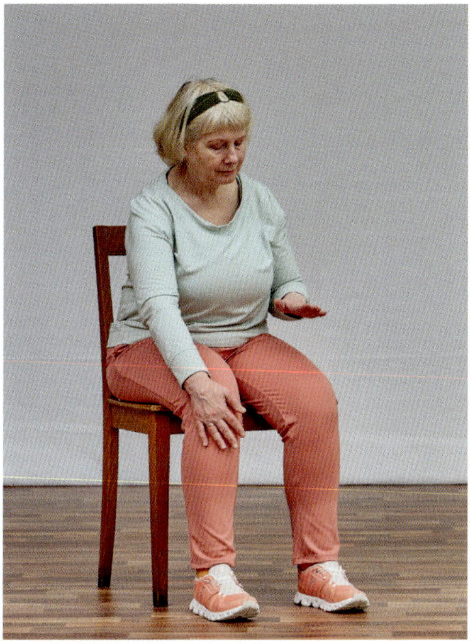

**LEICHTES LEVEL** Mit der rechten Hand reiben Sie Ihr rechtes Knie. Die linke Hand klopft gleichzeitig auf den linken Oberschenkel. Beide Hände bleiben jeweils an der Stelle. Nach 1 Minute Seitenwechsel. 1 Durchgang.

**MITTLERES LEVEL** Probieren Sie unterschiedliche Geschwindigkeiten – langsam reiben und schnell klopfen.

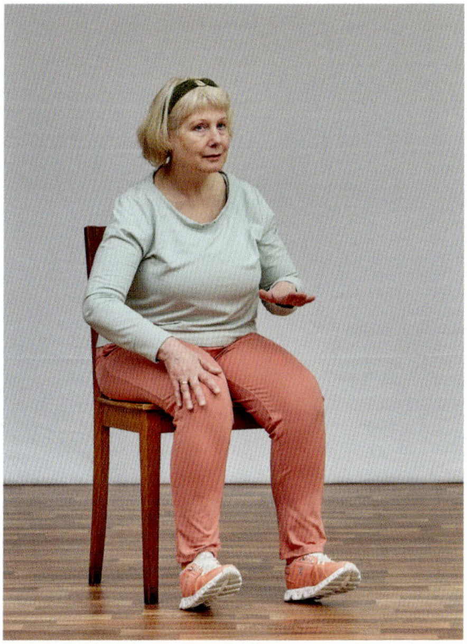

**SCHWERES LEVEL** Nehmen Sie die Füße mit dazu. Heben Sie gleichzeitig beide Fußspitzen und beide Fersen, wie wenn Sie eine alte Nähmaschine in Gang bringen würden. Die Füße bewegen sich parallel, die Hände unterschiedlich.

Dadurch, dass die Hände unterschiedlich agieren und sich die Füße im Gleichklang bewegen, werden verschiedene Gehirnareale angeregt. Solche Übungen können die Leistung des Gehirns verbessern.

## DREHEN, KLOPFEN UND KURBELN

FÜR EINE BESSERE REAKTION

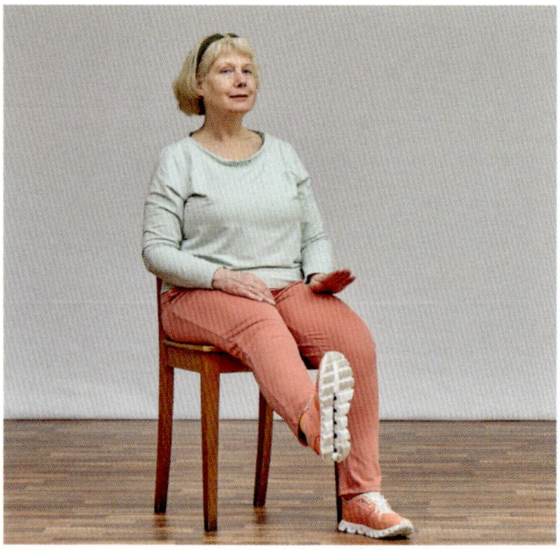

**LEICHTES LEVEL** Sie sitzen mit angelehntem Rücken und strecken Ihr rechtes Bein nach vorn. Drehen Sie nun Ihren rechten Fuß im Gelenk und klopfen Sie zunächst auf Ihren linken Oberschenkel. Nach 1 Minute Seitenwechsel. Noch 1-mal wiederholen.

Diese Isolationsübung ist sehr schwierig, aber sehr effektiv für das Gehirn. Wenn sie regelmäßig praktiziert wird, kann sie die Koordination verbessern und so vor Stürzen schützen.

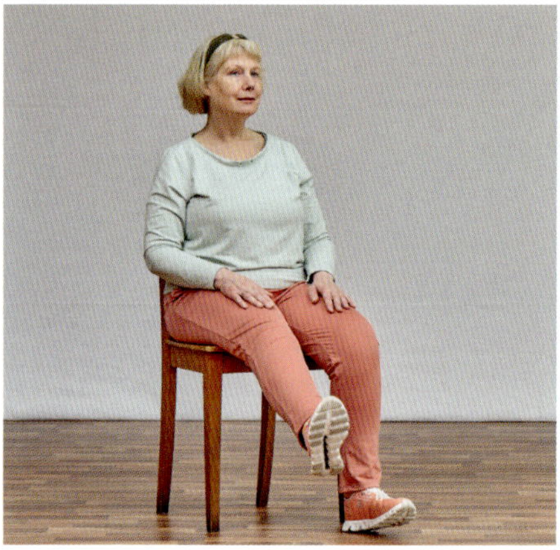

**MITTLERES LEVEL** Lassen Sie die Hände ruhen und führen Sie die Übung nur mit den Füßen aus – der rechte Fuß dreht, der linke klopft. Die Hände bewegen sich währenddessen nicht, auch nicht die Finger. Es dreht auch nur der Fuß und nicht das ganze Bein.

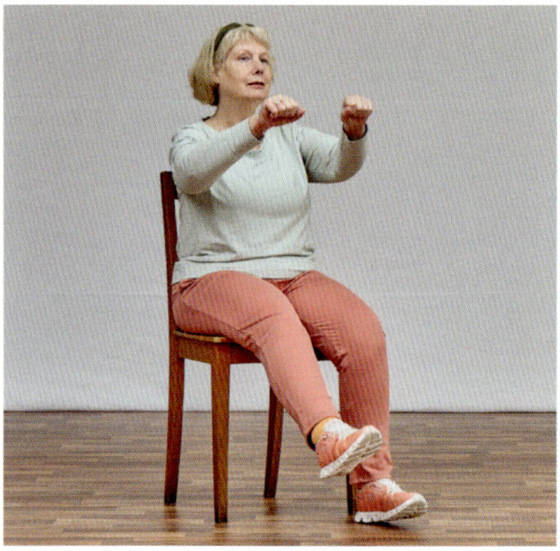

**SCHWERES LEVEL** Zusätzlich zu den Fußbewegungen beim mittleren Level bewegen Sie beide Hände parallel nach vorn, wie wenn Sie eine große Waschtrommel imitieren. Die Hände befinden sich auf gleicher Höhe, während die Füße wie gehabt unterschiedlich agieren.

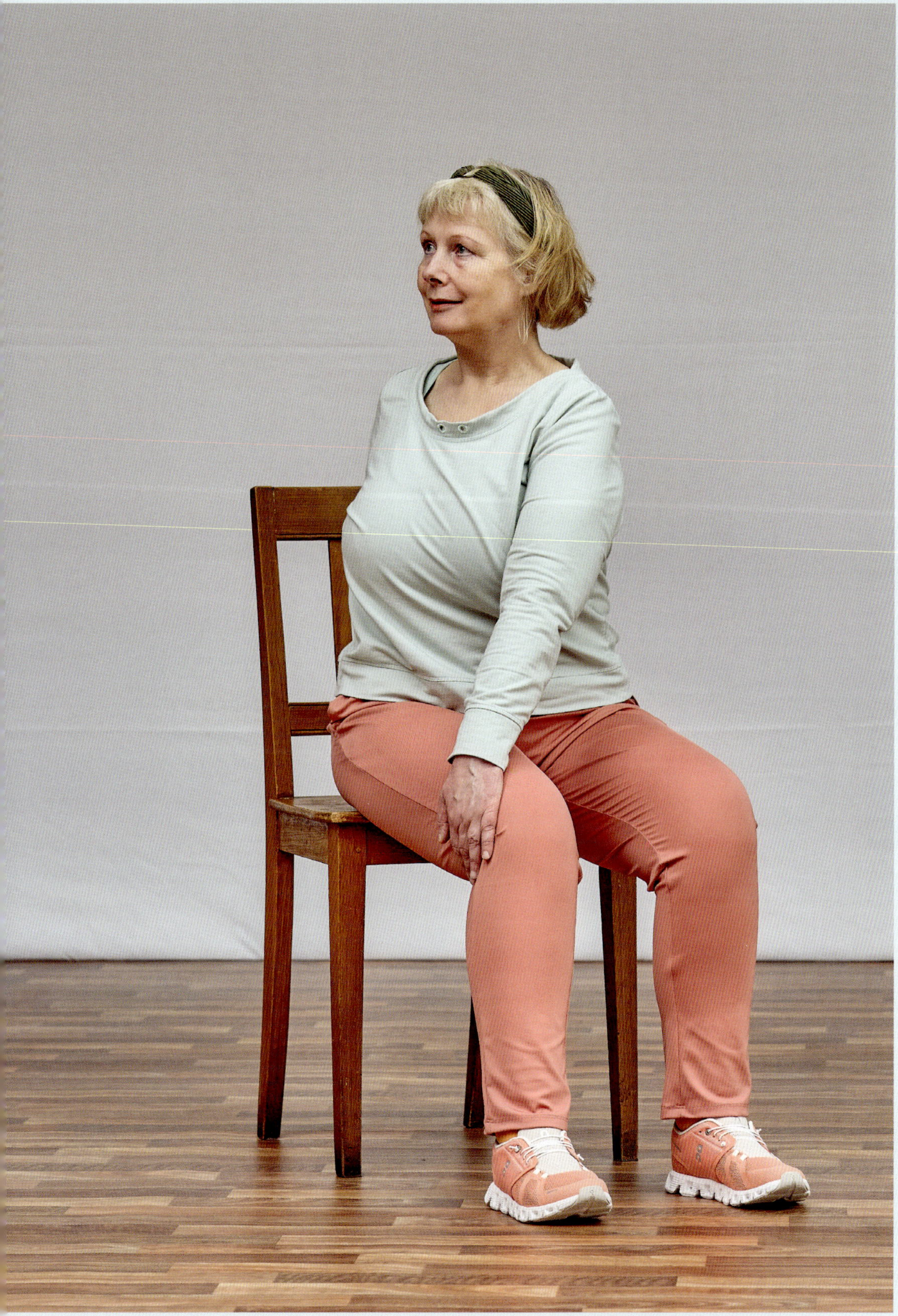

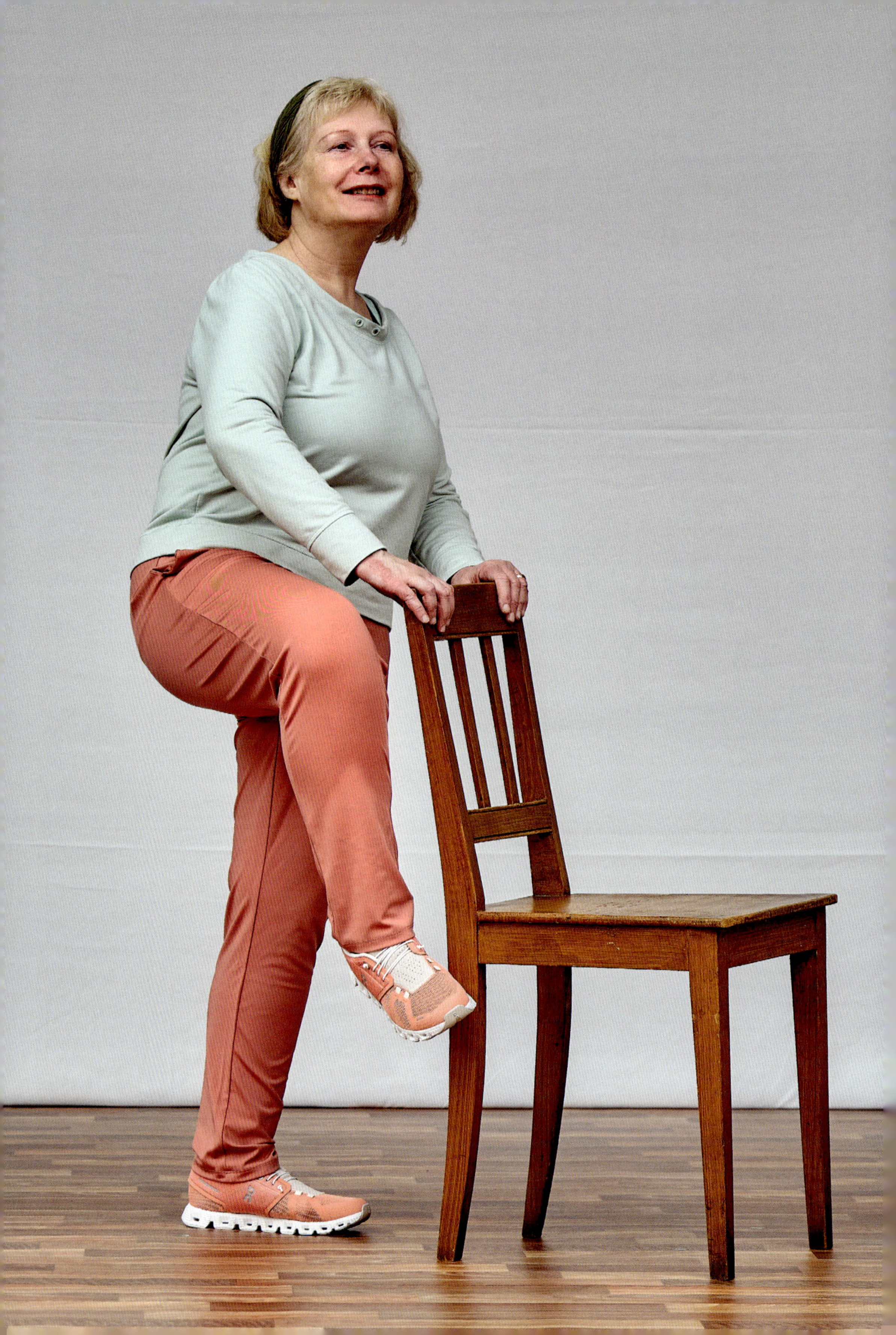

# Übungen am Stuhl

Sitzen ist das neue Rauchen, so wird oft gewarnt. Zeit, aufzustehen und ein paar Übungen im Stand zu machen.

## IM HANDUMDREHEN

### FÜR BEWEGLICHE HÄNDE UND FINGER

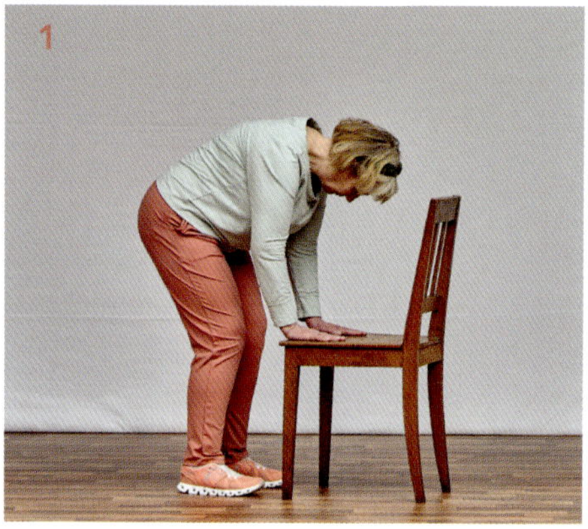


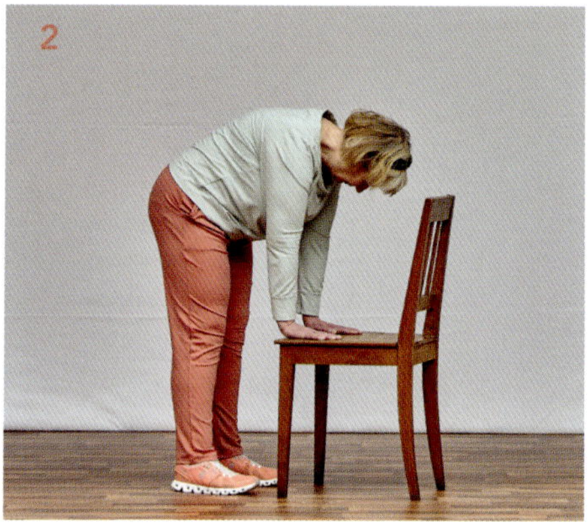


**LEICHTES LEVEL** **1** Stellen Sie sich vor einen Stuhl. Die Sitzfläche zeigt zu Ihnen. Gehen Sie nun leicht in die Knie und legen Sie beide Hände so auf, dass die Handkanten mit der Stuhlkante abschließen. Die Finger bleiben gestreckt.

**2** Wenn Sie können, strecken Sie beide Knie. Versuchen Sie nun, langsam beide Arme zu strecken und die Hände dabei völlig aufgelegt zu lassen.

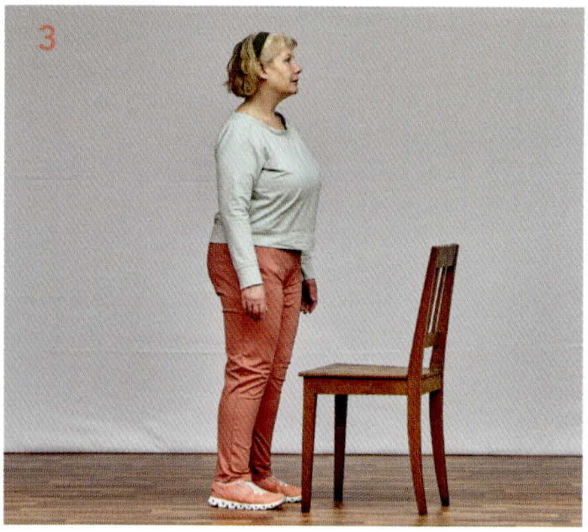


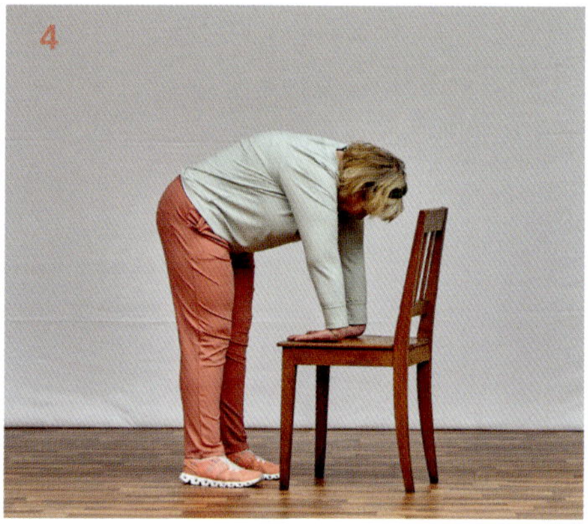


**3** Richten Sie sich wieder auf und schauen Sie geradeaus, bevor Sie weiterüben.

**4** Legen Sie nun die Handrücken auf, sodass die Finger zu Ihnen zeigen. Die Fingerspitzen schließen mit der Stuhlkante ab. Wieder beugen Sie anfangs leicht die Beine und strecken dann erst die Beine, dann die Arme. 30 Sekunden halten, 2 Durchgänge. Zwischendurch die Hände kurz ausschütteln.

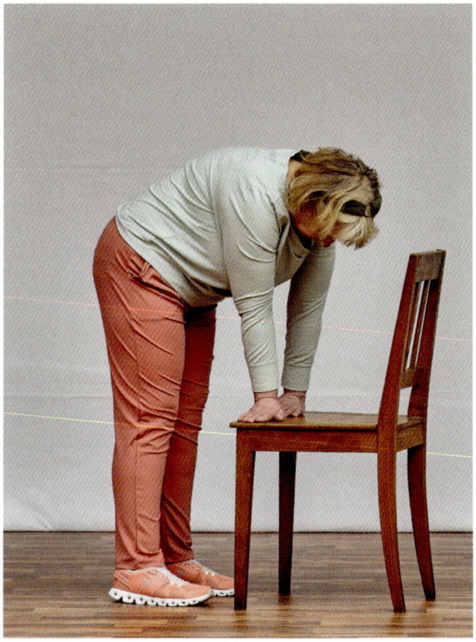

**MITTLERES LEVEL** Bauen Sie eine Steigerung ein, indem Sie sich in die Gegenrichtung lehnen – aber nur, wenn es Ihnen gelingt, Handflächen und Finger bzw. Handrücken und Finger flach aufzulegen. Sie können auch die Hände nacheinander auflegen – die Fingerspitzen beider Hände zeigen nun nach rechts. Ihr Körper bleibt jedoch in Position. Dann gegengleich.

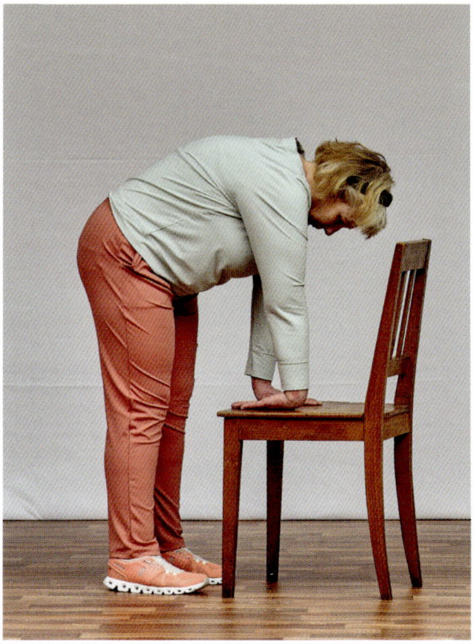

**SCHWERES LEVEL** Probieren Sie gewagtere Positionen – den Handrücken mit rechts auflegen, gleichzeitig mit links die Handfläche und gegengleich. Führen Sie parallel zur Stuhlkante die Fingerspitzen zusammen, strecken Sie erst die Beine und dann die Arme. Führen Sie diese Position auch mit den Handrücken aus – die Fingerspitzen berühren sich ebenfalls und auch die Handwurzeln liegen mit auf.

Geben Sie keinen Druck auf die Hände – dies ist keine Kraftübung! Arbeiten Sie langsam und vorsichtig und richten Sie sich zwischendurch immer wieder auf, um Schwindel vorzubeugen.

## SITZFLÄCHENTANZ

### LOCKER IM ELLBOGEN WERDEN

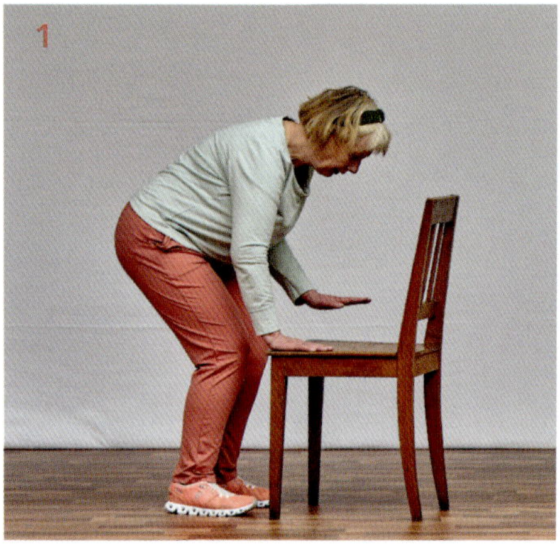


**LEICHTES LEVEL** **1** Stellen Sie sich vor einen Stuhl, die Sitzfläche zeigt zu Ihnen. Gehen Sie in die Knie. Legen Sie abwechselnd die rechte und die linke Handfläche auf die Sitzfläche. Nach 10-mal pausieren, den Körper strecken, geradeaus schauen.

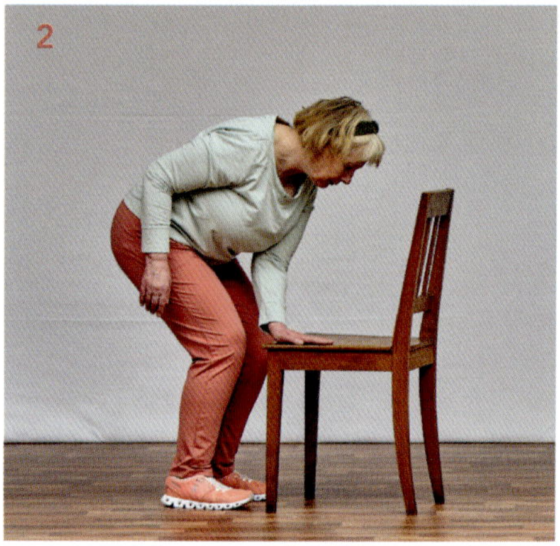


**2** Dann legen Sie die linke Handfläche auf die rechte Seite der Sitzfläche und umgekehrt.

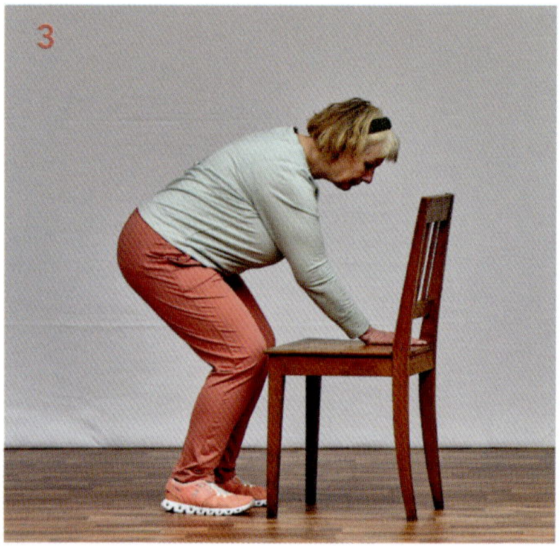


**3** Legen Sie im dritten Durchgang die Hand an den gegenüberliegenden hinteren Teil der Sitzfläche, also die rechte Hand nahe dem linken hinteren Stuhlbein und umgekehrt.

1

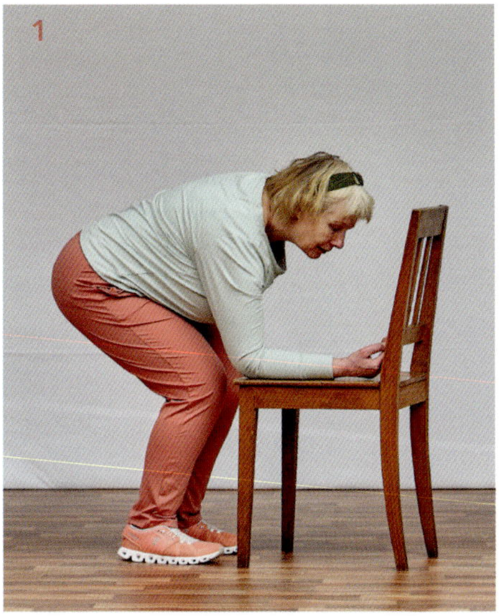

**MITTLERES LEVEL** **1** Legen Sie abwechselnd die Unterarme auf und gehen Sie dabei wieder leicht in die Knie. Zuerst den rechten Unterarm parallel zur rechten Seite der Sitzfläche, dann gegengleich.

Hier müssen Arme und Schultern ganz schön arbeiten!

2

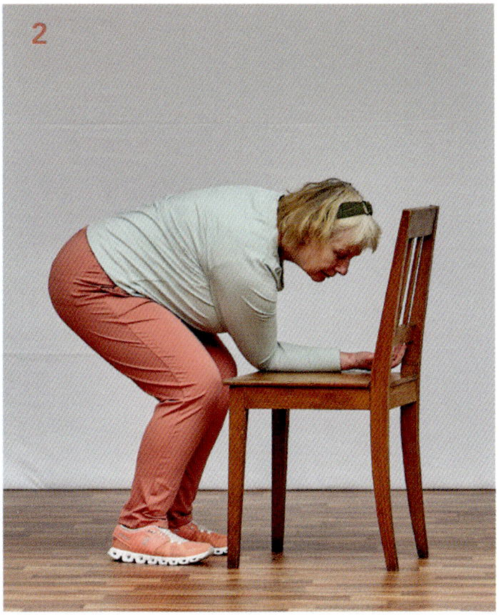

**2** Nun den rechten Unterarm an die linke Seite legen und umgekehrt. Legen Sie dann den rechten Arm direkt an die Kante der Sitzfläche, danach den linken.

Damit es nicht langweilig wird, können Sie hier wieder Musik einsetzen. Musiktipps: Goombay Dance Band: „Seven Tears", Bucks Fizz: „The land of make believe", Roland Kaiser: „Manchmal möchte ich schon mit dir", Anton Karas: „Harry-Lime-Thema/Der dritte Mann".

## LIEGESTÜTZE

DER KLASSIKER IN EINFACHER FORM

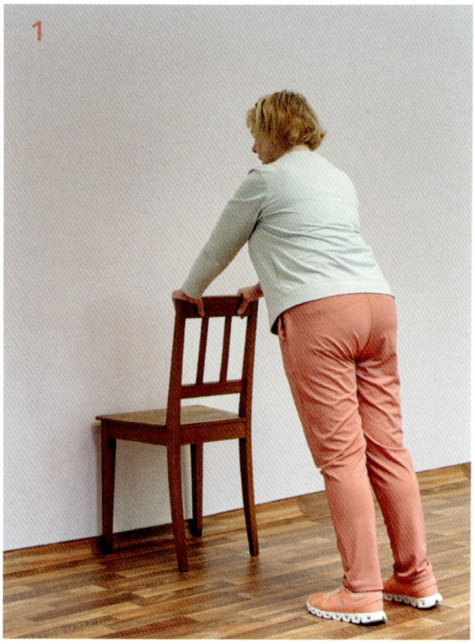

**LEICHTES LEVEL** **1** Rücken Sie den Stuhl gegen eine Wand, sodass die Rückenlehne zu Ihnen zeigt. Gehen Sie nun ein paar Schritte zurück, bis Sie bei gestreckten Armen mit dem Körper in Schräglage eine gerade Linie bilden.

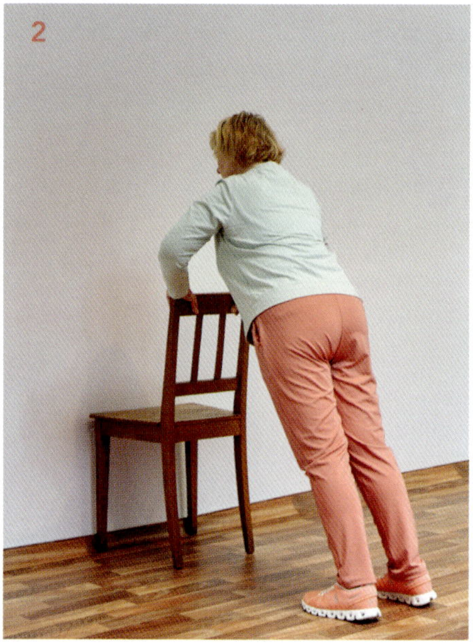

**2** Beugen und strecken Sie nun die Arme, sodass der Brustkorb näher zur Lehne kommt und wieder weg davon. 10 Wiederholungen, 2 Durchgänge.

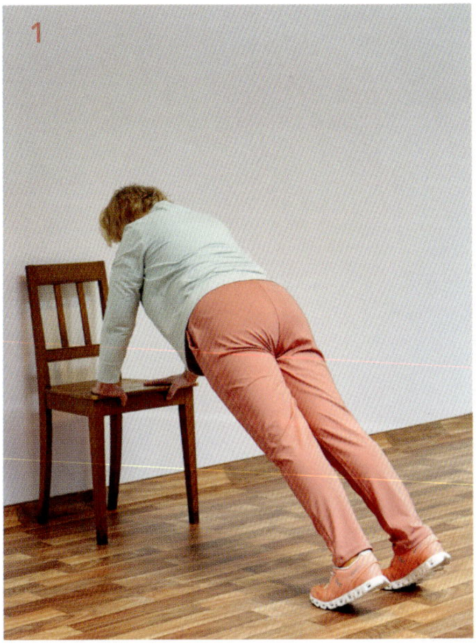

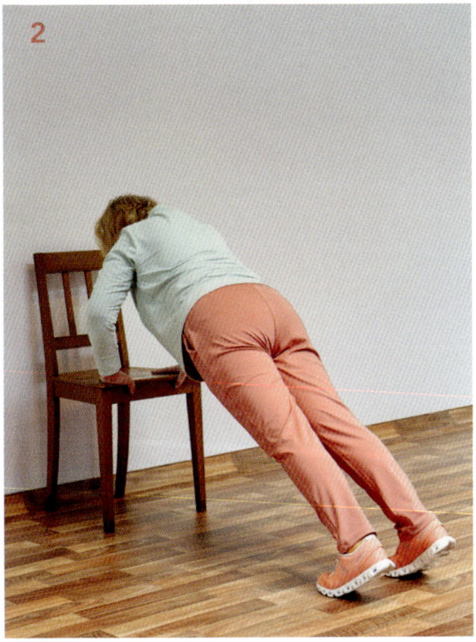

**MITTLERES LEVEL** **1** Drehen Sie den Stuhl um, sodass die Sitzfläche zu Ihnen zeigt. Gehen Sie mit den Füßen weit zurück, sodass der Körper wieder eine gerade Linie bildet.

**2** Beugen und strecken Sie nun die Arme.

Wenn Sie merken, dass Sie den Rumpf statt der Arme bewegen, ruhen Sie sich aus und machen danach eine neue Folge. Seien Sie geduldig mit sich, dies ist eine schwere Übung. Ihre Muskeln werden wachsen, wenn Sie immer wieder üben.

## STUHLKIPPEN

### SO WERDEN SIE STARK

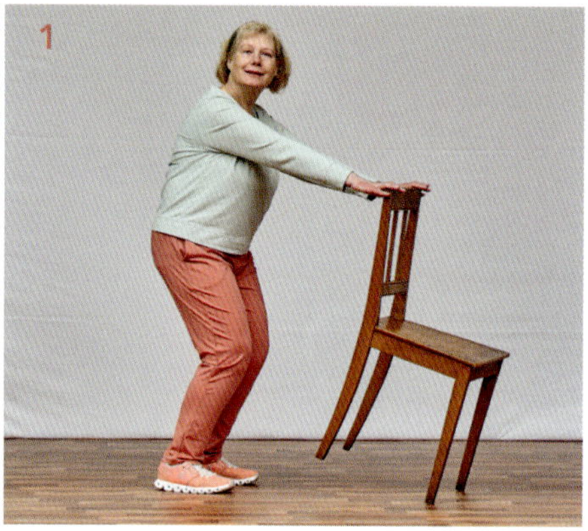


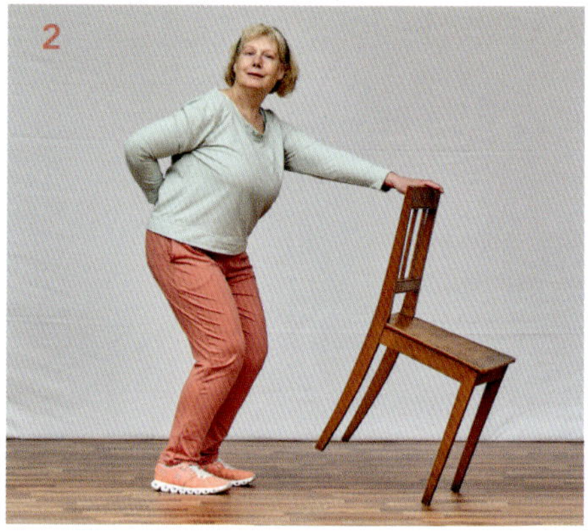


**LEICHTES LEVEL** **1** Stellen Sie sich hinter einen Stuhl und greifen Sie die Rückenlehne. Kippen Sie nun den Stuhl leicht nach vorn und schieben Sie mit beiden Armen den gekippten Stuhl leicht nach vorn.

**2** Legen Sie nach 10-mal den rechten Arm in den Rücken und kippen Sie nur mit dem linken Arm 10-mal. Dann mit rechts. Diese Folge 3-mal wiederholen.

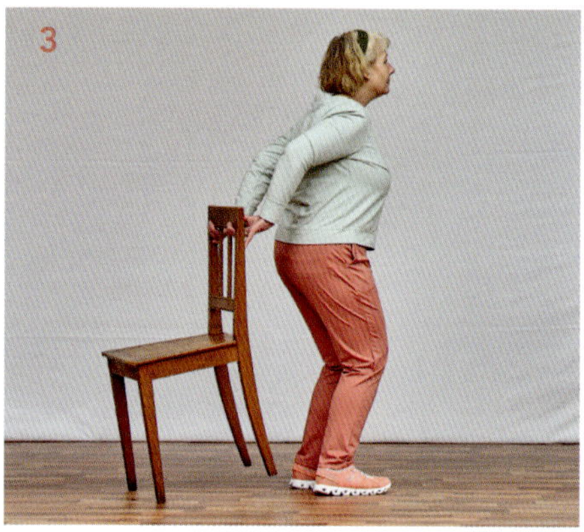


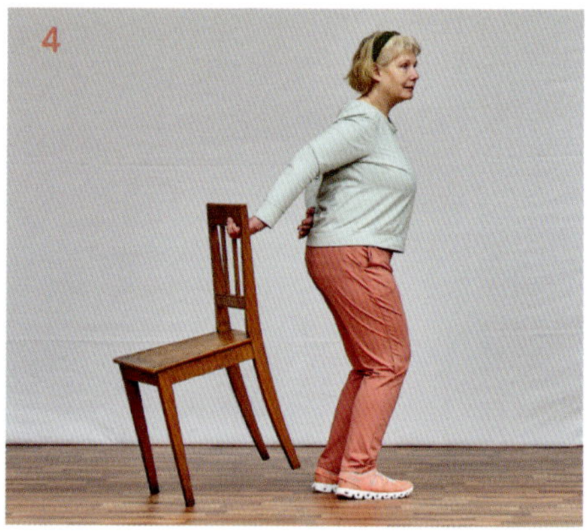


**3** Drehen Sie sich dann langsam um, sodass Sie den Stuhl im Rücken haben. Führen Sie die gleiche Übung rückwärts aus. Der Stuhl erfährt die gleiche Kippbewegung, aber Sie schieben jetzt die Arme nach hinten.

**4** Auch mit jedem Arm einzeln probieren.

Achten Sie darauf, dass die Unterlage rutschfest ist, oder positionieren Sie den Stuhl so, dass ein Fensterbrett oder ein Tisch ihn notfalls bremsen kann.

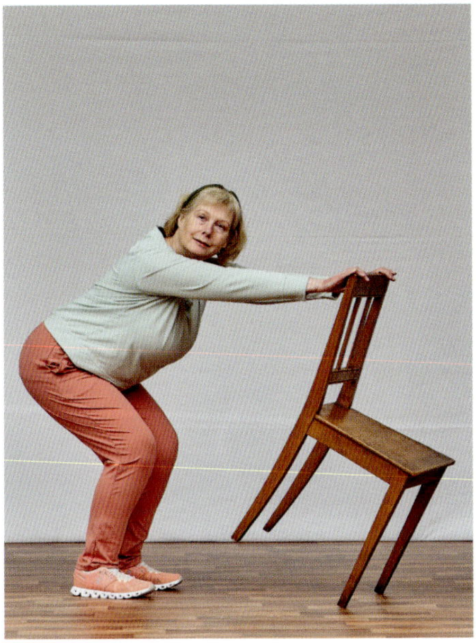

**MITTLERES LEVEL** Gehen Sie bei jedem Kippen vorwärts mit dem Po stark nach hinten und beugen Sie die Knie.

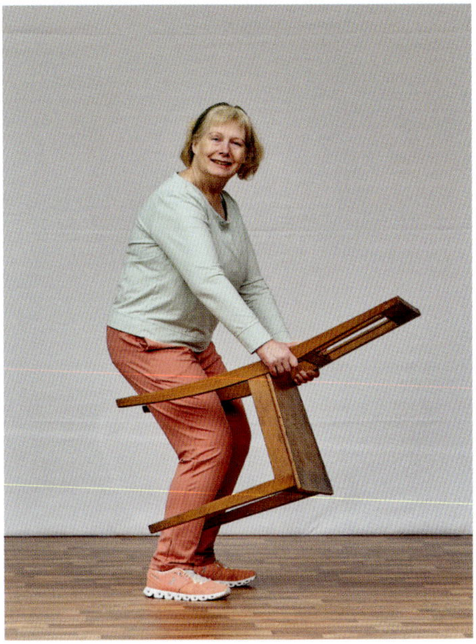

**SCHWERES LEVEL** Stellen Sie sich nah an den Stuhl, greifen Sie die Rückenlehne weit unten und kippen Sie den Stuhl nach unten mit der Sitzfläche nach vorn. Ihre Beine befinden sich nun zwischen den Stuhlbeinen. 10-mal den angehobenen Stuhl heben und senken, kurze Pause, insgesamt 3 Serien.

Dies ist ebenfalls eine hervorragende Osteoporose-Prävention. Falls Sie jedoch bereits an Osteoporose leiden, führen Sie die Übung sehr langsam aus, üben Sie nie ruckartig, machen Sie nur wenige Wiederholungen und überlasten Sie sich nicht.

## ARM- UND BEINKREISE

### MIT ELEGANZ ZUM GLEICHGEWICHT

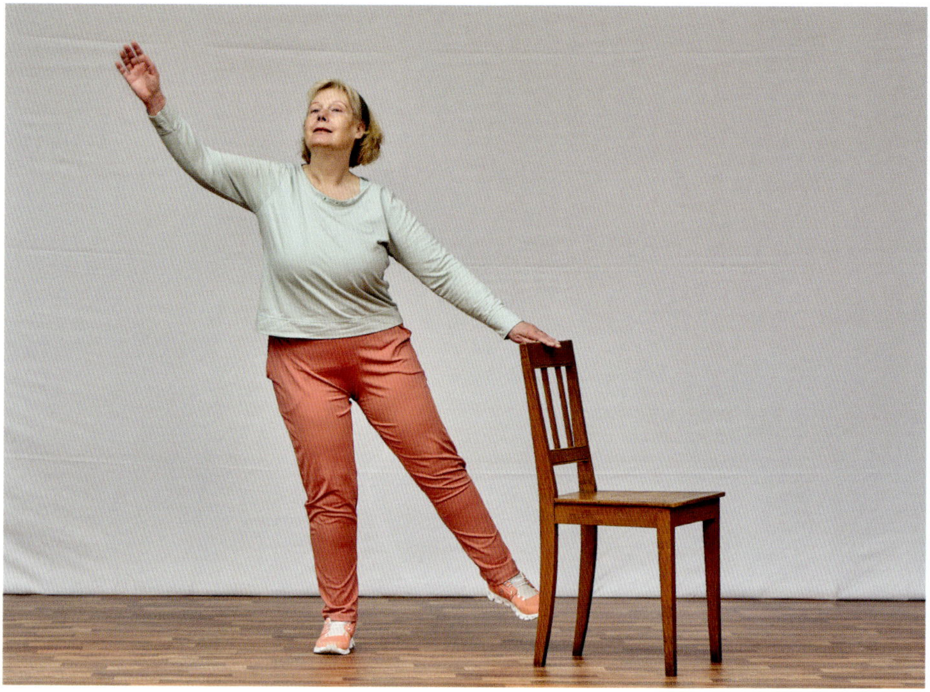

Sie stehen hinter dem Stuhl. Die linke Hand liegt auf der Lehne. Kreisen Sie nun mit dem linken Bein und gleichzeitig mit dem rechten Arm nach außen. 10-mal, dann gegengleich.

Wenn Sie das Bein gestreckt halten, wird das Gleichgewicht mehr gefordert.

## TAILLE GEFÄLLIG?

### FÜR LÄNGE UND KRAFT

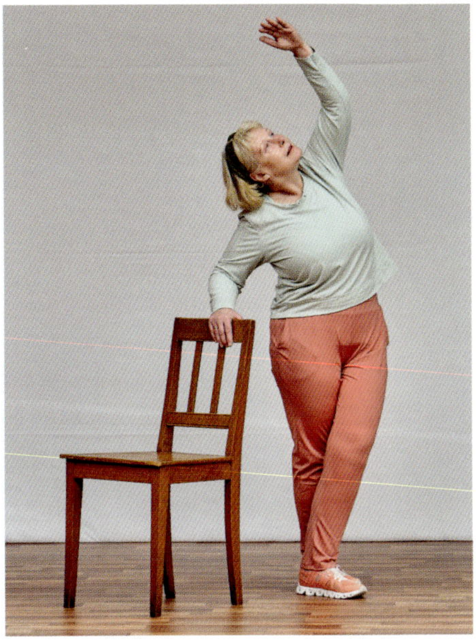

**LEICHTES LEVEL** Stellen Sie sich seitlich links von einem Stuhl hin und greifen Sie mit Ihrer rechten Hand die Lehne. Kreuzen Sie nun den linken vor den rechten Fuß. Ziehen Sie Ihren linken Arm weit aus der Taille und neigen Sie sich Richtung Stuhl. Der erhobene Arm scheint dabei schräg hinter Ihren Kopf zu reichen. Führen Sie 30 Mini-Bewegungen mit dem Arm aus. Dann gegengleich. 2 Durchgänge.

Falls Ihre Hüfte operiert wurde, stellen Sie die Füße nur nebeneinander.

**MITTLERES LEVEL** Um die Dehnung zu verstärken, schieben Sie bei der Neigung nach rechts Ihre rechte Hüfte nach vorn und umgekehrt.

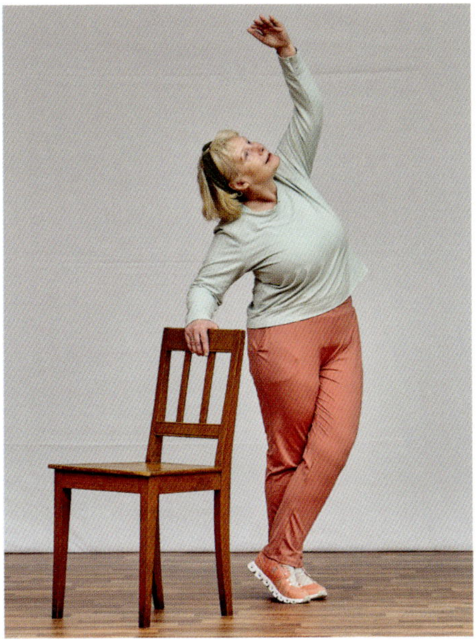

**SCHWERES LEVEL** Führen Sie diese Übung auf Fußspitzen aus und spüren Sie, wie die Fußgelenke für das Gleichgewicht arbeiten müssen.

Achten Sie darauf, dass die Finger beim Armheben durchweg nach vorn zeigen, um die Schulter optimal zu bewegen.

## WAUZI FREUT SICH

UND IHR RÜCKEN AUCH!

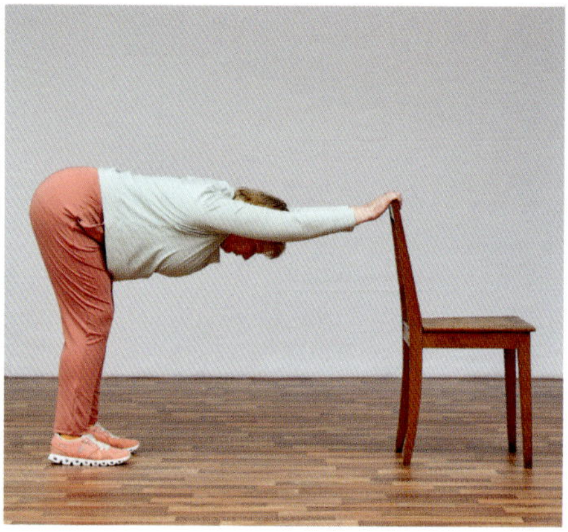

**LEICHTES LEVEL** Drehen Sie den Stuhl so, dass die Lehne zu Ihnen zeigt. Legen Sie beide Hände auf und gehen Sie mit den Füßen so weit zurück, bis Ihr Rücken eine gerade Linie bildet – wie ein Tisch. Wedeln Sie nun 30 Sekunden mit dem Po hin und her wie ein Hund, der sich freut. 2 Durchgänge, zwischendurch aufrichten und geradeaus schauen.

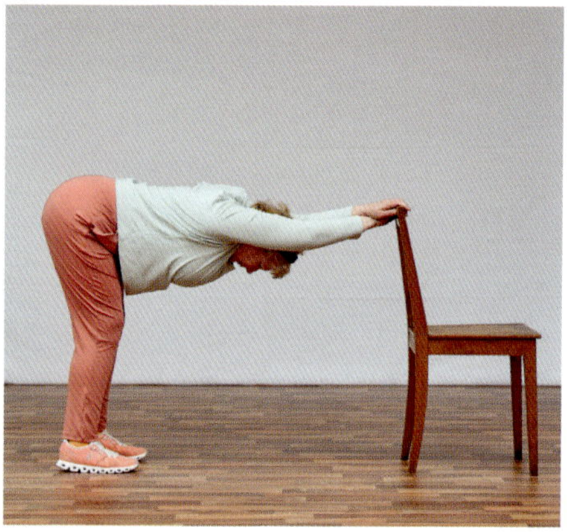

**MITTLERES LEVEL** Probieren Sie die Übung mit links über rechts gekreuzten Armen. Beim zweiten Durchgang ist dann der rechte Arm oben.

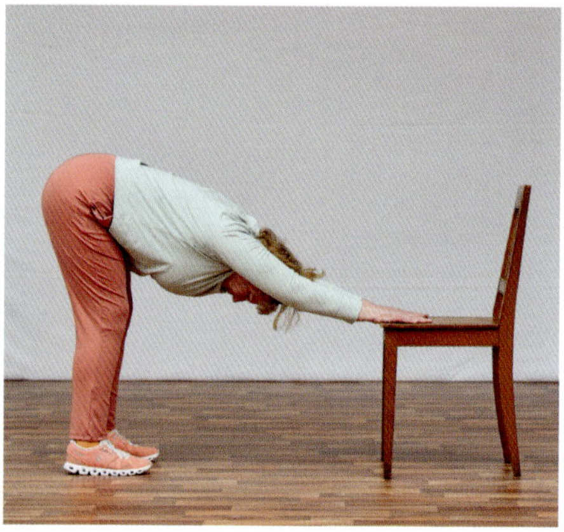

**SCHWERES LEVEL** Drehen Sie den Stuhl um und legen Sie die Hände auf die Sitzfläche.

Falls aufgrund einer Arthrose oder einer Schulterverletzung die Ausgangsstellung nicht oder nur unter Schmerzen möglich ist, können Sie die betroffene Hand auf der Sitzfläche auflegen, während die Hand des gesunden Arms die Rückenlehne berührt.

## DER KNIEKUSS

FÜRS AUFSTEHEN VOM BODEN

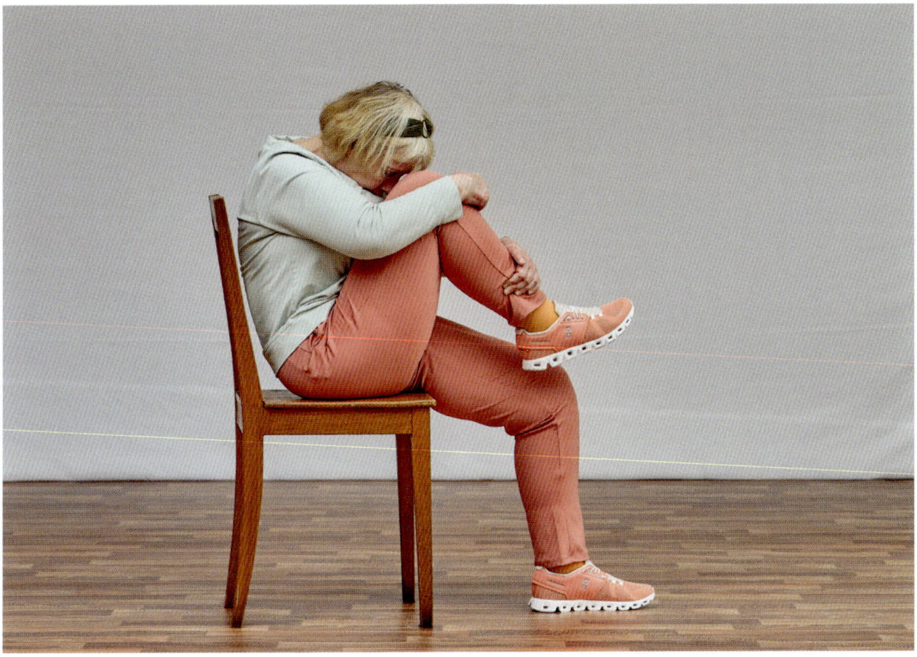

Umfassen Sie ein Knie mit beiden Händen und ziehen Sie das gebeugte Bein so hoch Sie können. Sie können, wenn es Ihnen leichter fällt, mit einer Hand auch das Schienbein umfassen. Berühren Sie Ihr Knie mit der Nase. Wenn Sie können, legen Sie entspannt die Stirn auf, aber erzwingen Sie nichts. Halten Sie die Position 10 Sekunden. 2 Durchgänge, zwischendurch aufrichten und leicht ins Hohlkreuz gehen, ebenso nach dem letzten Durchgang.

Falls eine Hüfte operiert ist: Lassen Sie diese Übung auf der Seite weg, auf der Ihre Hüfte operiert ist. Bei zwei operierten Hüften lassen Sie die Übung weg oder heben Sie Ihr Bein nur bis Brusthöhe.

Diese Übung zeigt Ihnen auch an, wie es ums Hochkommen nach einem Sturz bestellt ist. Erreichen Sie mit dem Knie die Brust, fällt es Ihnen leichter, vom Boden hochzukommen, denn das Knie ist dann in exakt derselben Position. Und: Falls es nicht gleich klappt, liegt es selten am vielgescholtenen Bauch. Meist klemmt es in Rücken oder Hüfte.

## BECKEN HEBEN

AKTIV GEGEN KREUZSCHMERZEN

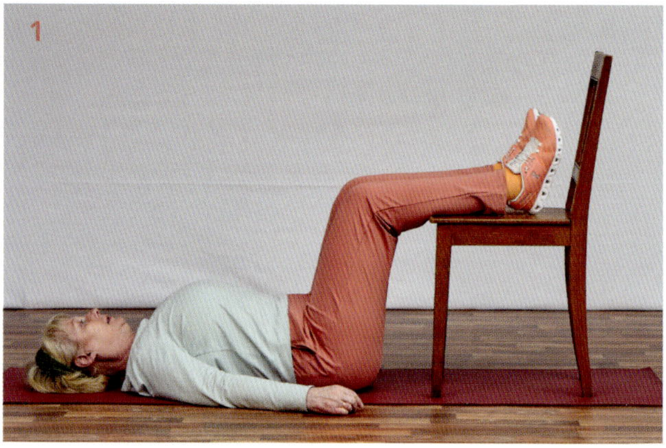


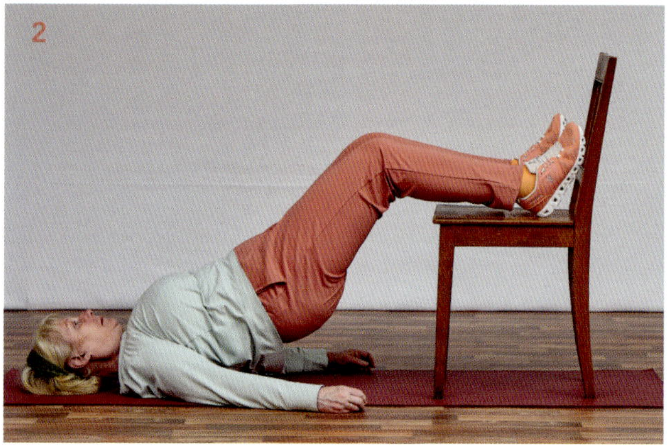


**LEICHTES LEVEL** **1** Sie liegen auf einer Gymnastikmatte in Rückenlage, die Unterschenkel liegen auf einem Stuhl. **2** Heben Sie nun das Becken langsam an und halten Sie die Stellung 10 Sekunden. Falls Ihnen das zu schwerfällt, können Sie die Hände auf die Matte pressen. Atmen Sie dabei aber weiter! 10-mal wiederholen.

Es ist wichtig, bei jeder Aufwärtsbewegung den Beckenboden anzuspannen.

**MITTLERES LEVEL** Heben und senken Sie das Becken. Legen Sie es zwischen den einzelnen Hebungen immer wieder ab. 10 Wiederholungen.

**SCHWERES LEVEL** Heben und senken Sie das Becken wie beim mittleren Level, aber heben Sie es kurz vor dem Boden wieder an. Wenn Sie es schaffen, 10 Wiederholungen.

## BAUCHTRAINING MIT STUHL

### FÜR EINEN FLACHEREN BAUCH

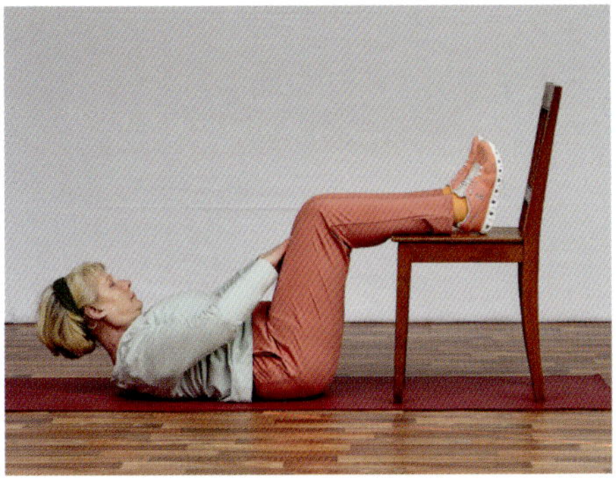

**LEICHTES LEVEL** Sie liegen auf einer Gymnastikmatte in Rückenlage, die Unterschenkel liegen auf einem Stuhl. Füße, Unter- und Oberschenkel bilden einen rechten Winkel. Greifen Sie an die Innenseite Ihrer Oberschenkel, spannen Sie den Beckenboden an, ziehen Sie sich ein paar Zentimeter hoch, lösen Sie die Arme und schieben Sie diese Richtung Knie. 10-mal wiederholen, dann pausieren, noch 1 Durchgang.

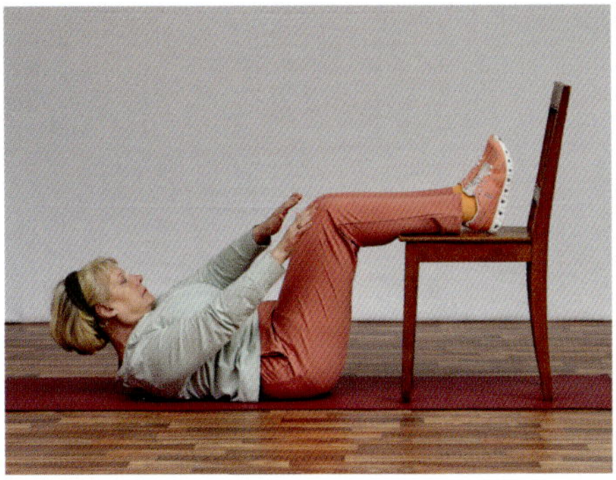

**MITTLERES LEVEL** Schieben Sie die Arme an je einer Seite der Knie vorbei, um auch die schräge Bauchmuskulatur zu stärken.

Es ist wichtig, bei jeder Aufwärtsbewegung den Beckenboden anzuspannen.

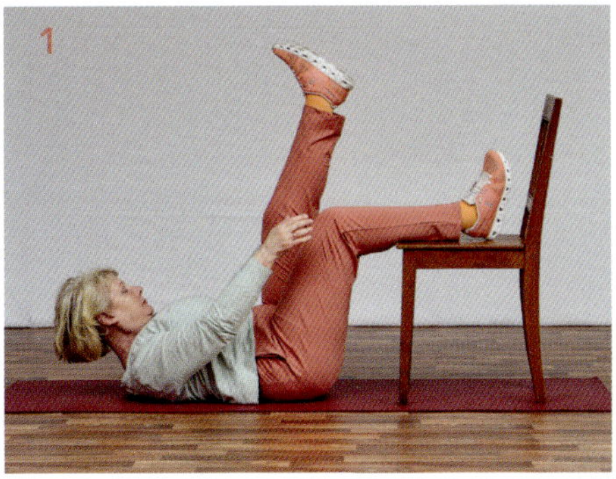

1

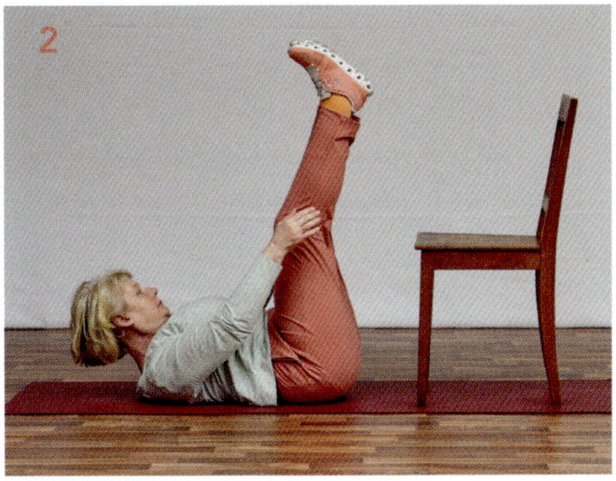

2

**SCHWERES LEVEL** **1** Strecken Sie ein Bein oder **2** beide Beine senkrecht in die Luft und schieben Sie dann die Arme nach vorn oben.

## KNIEDRÜCKEN

FÜR MEHR POWER IM OBERKÖRPER

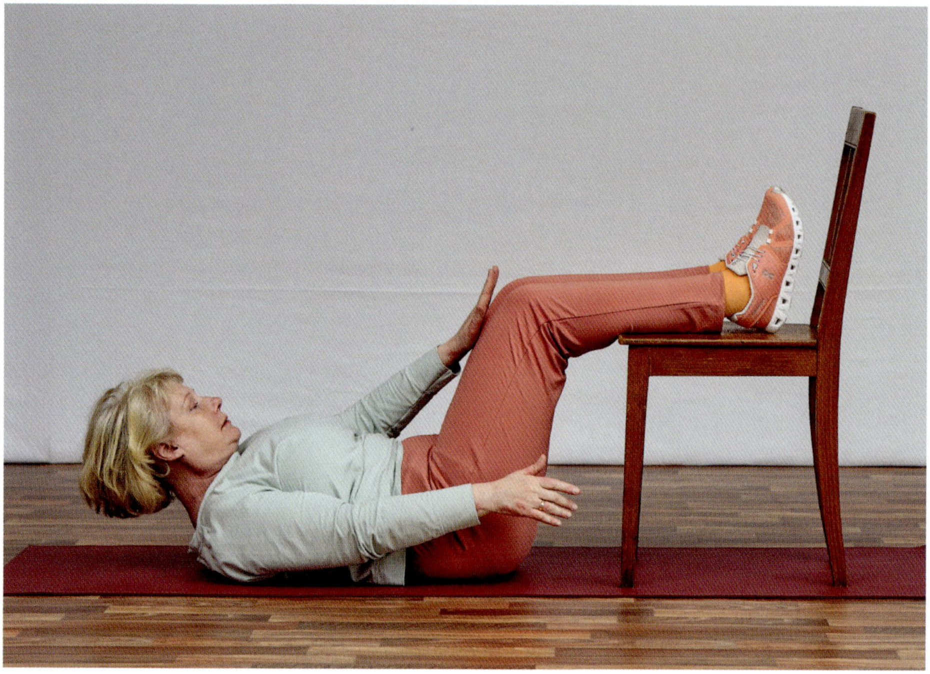

**LEICHTES LEVEL** Sie liegen auf einer Gymnastikmatte, die Unterschenkel liegen auf einem Stuhl. Die Beine befinden sich im rechten Winkel. Spannen Sie nun den Beckenboden an, richten sich etwas auf und drücken Sie mit der linken Hand kurz und kräftig gegen das linke Knie. Dann den Rücken wieder ablegen und gegengleich. 10-mal pro Seite.

**MITTLERES LEVEL** Drücken Sie diagonal, indem Sie wieder den Beckenboden anspannen und mit der linken Hand gegen das rechte Knie drücken und umgekehrt.

## DREHUNG MIT HALT AM STUHL

IM LIEGEN ZU MEHR BEWEGUNGSFREIHEIT

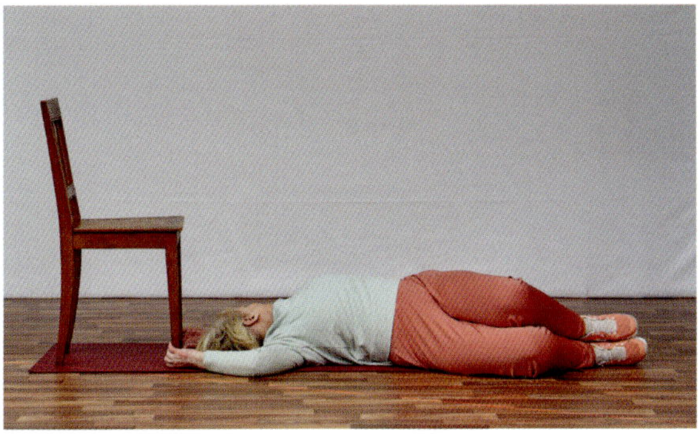

**LEICHTES LEVEL** Sie liegen auf der Gymnastikmatte. Ihr Kopf zeigt zum aufgestellten Stuhl und ist etwa 30 cm von den Stuhlbeinen entfernt. Greifen Sie nun mit beiden Armen die Stuhlbeine. Senken Sie die aufgestellten Beine langsam nach rechts ab und drehen Sie den Kopf nach links. Die Arme halten die Schultern in Position. 30 Sekunden halten, dann gegengleich. 1 Durchgang reicht.

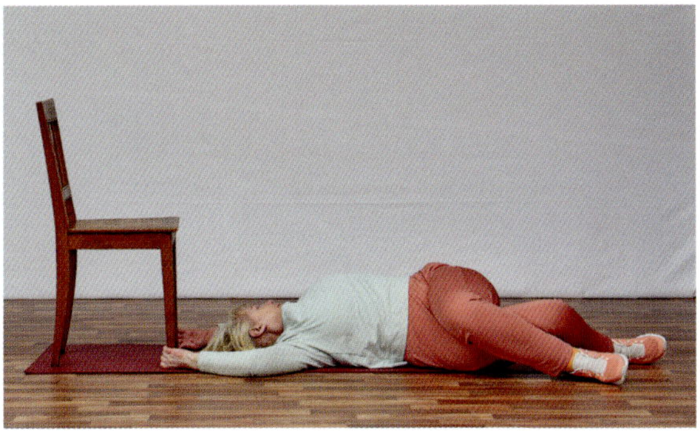

**MITTLERES LEVEL**
Schieben Sie in der Endstellung das obere Bein vor das untere. Die Dehnung im Schulter- und Armbereich verstärkt sich.

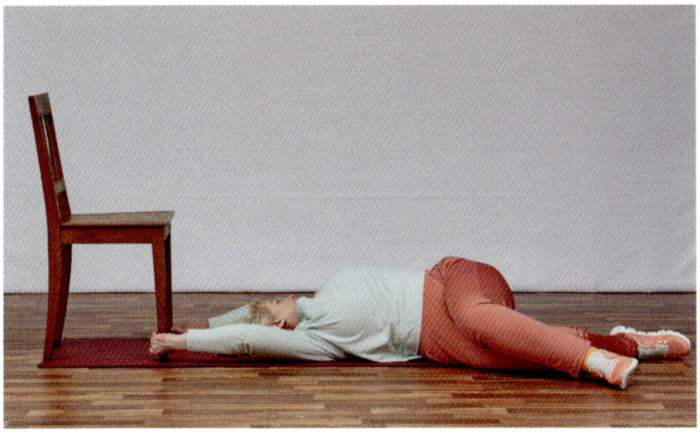

**SCHWERES LEVEL**
Probieren Sie, den Stuhl aus der Liegeposition weiter wegzuschieben, um die Arme noch ein bisschen mehr zu strecken.

## ZIGARETTE AUSTRETEN

DREHEND ZU MEHR LOCKERHEIT

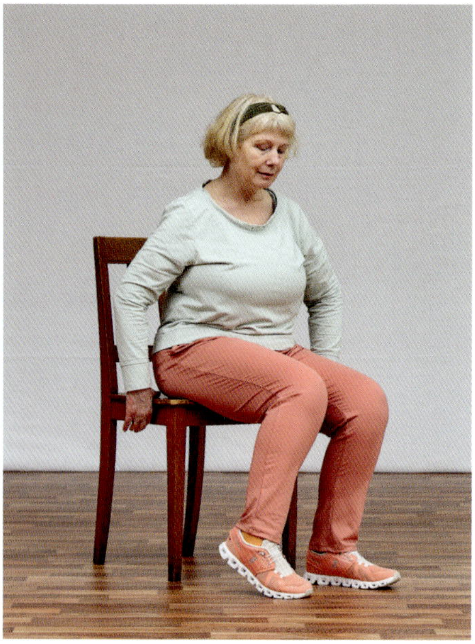

**LEICHTES LEVEL** Setzen Sie sich auf die vordere Stuhlkante und stellen Sie den rechten Fuß auf die Spitze. Führen Sie nun 1 Minute Drehbewegungen aus, als ob Sie eine Zigarette austreten würden. Dann gegengleich.

Keine Angst, niemand will Sie hier zum Rauchen verführen.

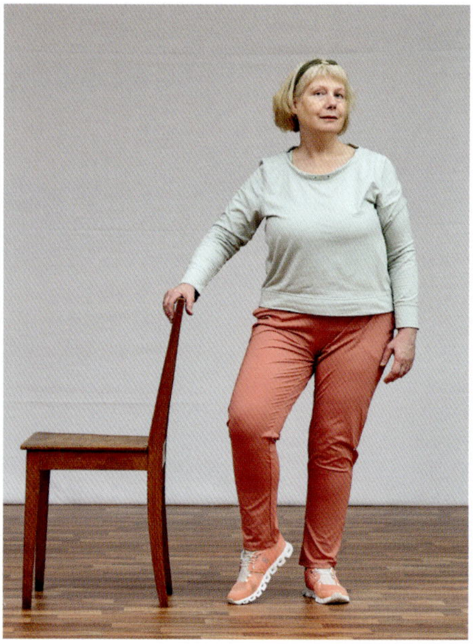

**MITTLERES LEVEL** Probieren Sie die Übung im Stehen, während Sie sich an einem Stuhl festhalten – wenn Sie können, auch ohne Festhalten.

**SCHWERES LEVEL** Probieren Sie die Übung im freien Stand mit geschlossenen Augen.

Falls Sie akute Knieprobleme haben, lassen Sie die Übung weg oder üben Sie möglichst wenig Druck auf die Fußspitze aus.

## KNIETIPPEN GEGEN DIE LEHNE

### SCHRITT FÜR SCHRITT ZU MEHR BEINKRAFT

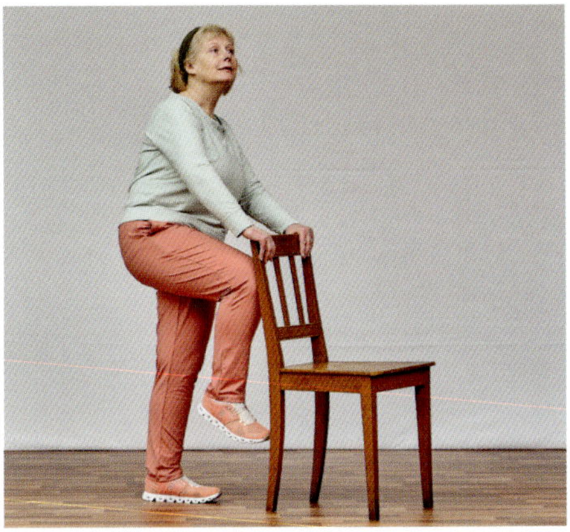

**LEICHTES LEVEL** Sie stehen hinter einem Stuhl. Tippen Sie mit einem Knie wechselseitig gegen die Rückenlehne. 10-mal pro Bein, dann Pause, dann erneut 10-mal.

Falls Sie ein künstliches Hüftgelenk haben, sollte die Bewegung nicht zu weit nach innen gehen. Stehen Sie in diesem Fall näher am Stuhl und heben Sie nur das Knie in die Richtung.

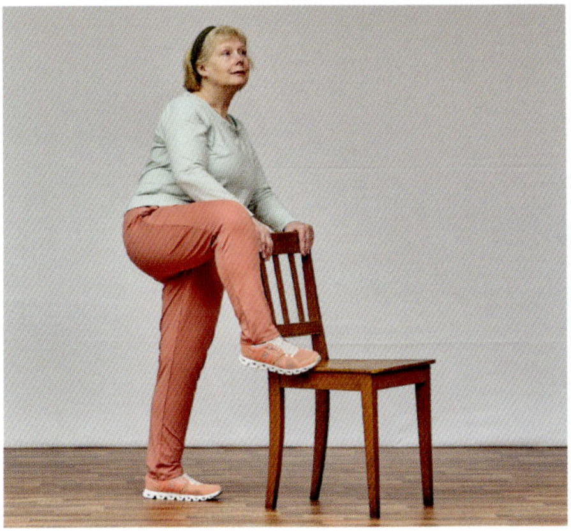

**MITTLERES LEVEL** Tippen Sie seitlich von außen gegen die Rückenlehne.

Wenn Sie merken, dass Sie stark ermüden, legen Sie eine Pause ein. Lieber 5 gute Wiederholungen als 10 mehr schlecht als recht absolvierte.

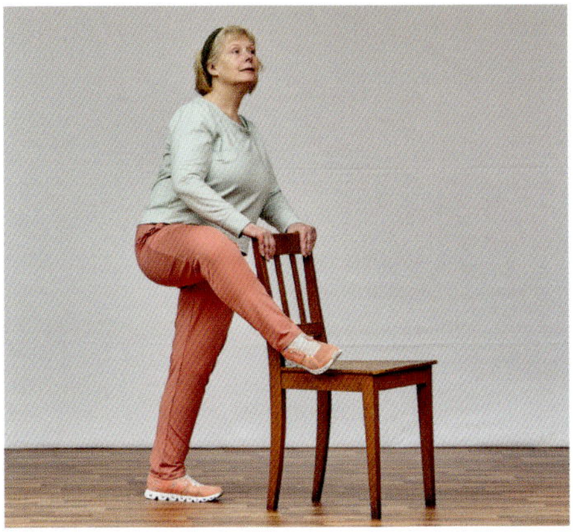

**SCHWERES LEVEL** Tippen Sie seitlich von außen gegen die Rückenlehne, dann führen Sie das Knie weit nach außen und halten es für etwa 5 Sekunden, bevor Sie wieder gegen die Lehne tippen.

# HÜFTROLLEN

## FAST WIE BEIM BALLETT

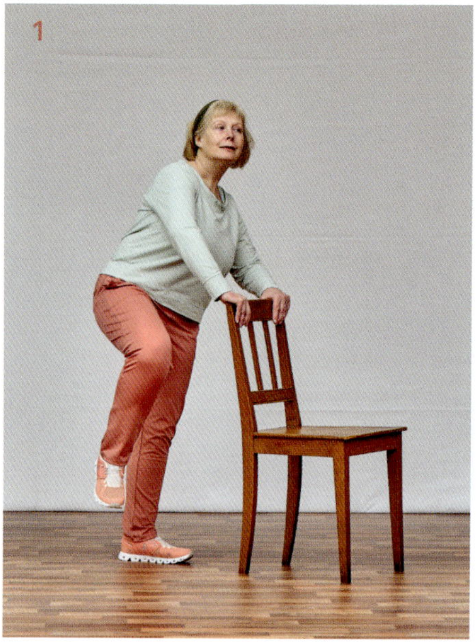

**1** Sie stehen mit etwas Abstand hinter einem Stuhl. Ziehen Sie das rechte Knie hoch, drehen Sie es nach außen und

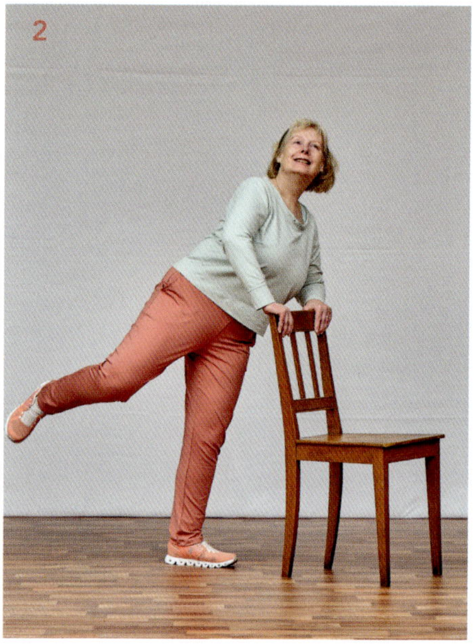

**2** führen Sie das Bein in einer Rollbewegung gestreckt nach hinten. Stellen Sie es wieder ab und beginnen Sie von vorn. Neigen Sie sich nicht zu weit zur anderen Seite, die Hüfte soll ordentlich zu tun haben. 10-mal pro Bein, 2 Durchgänge. Dann gegengleich.

Wenn Sie beim Nach-hinten-Führen die Fußspitze anziehen, machen Sie gleich noch etwas für den Po.

## FUSSMALEREI

HERAUSFORDERUNG MIT SPASS

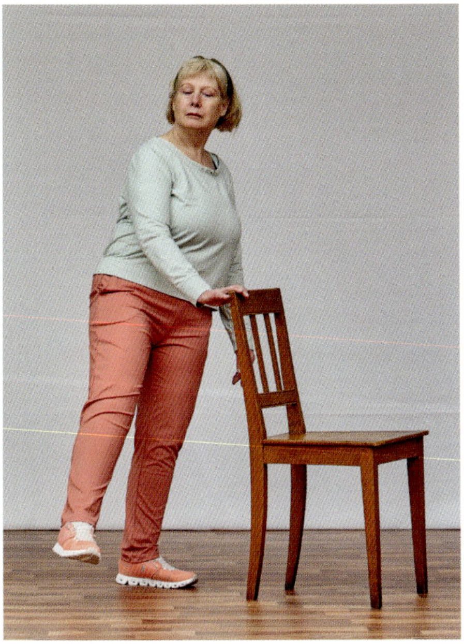

**LEICHTES LEVEL** Sie stehen hinter einem Stuhl. Halten Sie sich so wenig wie möglich, aber so viel wie nötig fest. Lösen Sie das gestreckte rechte Bein vom Boden. Das Gewicht verlagert sich auf die linke Seite, aber nur leicht. Das Abspreizen sollte sich kraftvoll anfühlen, es ist kein Schwingen. Malen Sie nun mit der rechten, zum Boden zeigenden Fußspitze Figuren, z. B. einen Kreis, ein Dreieck, ein Kreuz, ein Oval, ein Quadrat. Dann gegengleich.
1 Minute malen, dann Seitenwechsel. Insgesamt 2 Durchgänge.

**MITTLERES LEVEL** Zeichnen Sie Buchstaben in die Luft, z. B. Ihre Initialen. Oder Ihren ganzen Vornamen.

Falls Sie Katharina oder Maximilian heißen, ist das natürlich anstrengender als bei Ida und Kai. Wählen Sie dann eine Abkürzung.

**SCHWERES LEVEL** Probieren Sie die Übung im freien Stand, mit geschlossenen Augen, auf einer rutschfesten weichen Unterlage oder im einbeinigen Zehenstand (extrem schwer!). Ein Stuhl sollte immer zum Greifen nah sein.

Lehnen Sie sich nicht zu weit auf die Gegenseite, sonst wird der Effekt der Übung geschmälert.

## BEINPENDEL

NUTZEN SIE IHR EIGENGEWICHT

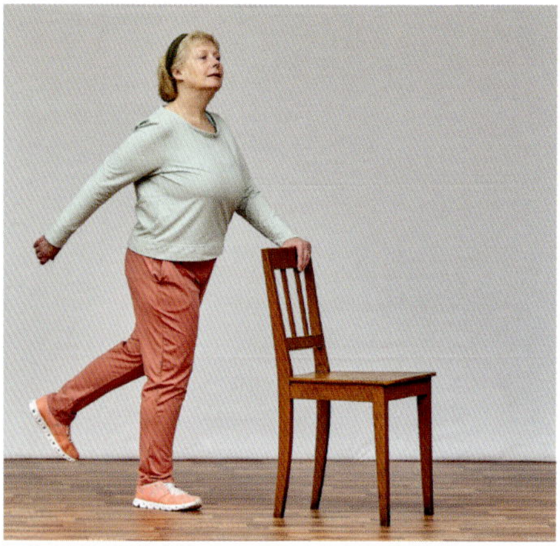

**LEICHTES LEVEL** Sie stehen mit Festhalten hinter einem Stuhl. Stellen Sie sich nun seitlich zur Rückenlehne. Verlagern Sie Ihr Gewicht leicht nach rechts und lassen Sie das linke Bein pendeln. Falls Sie eine operierte Hüfte haben, bleiben Sie beim Pendeln vor und zurück. Sonst können Sie das Bein auch hinter dem Stuhl nach außen und innen schwenken. 30 Sekunden pendeln, dann Beinwechsel. 2 Durchgänge.

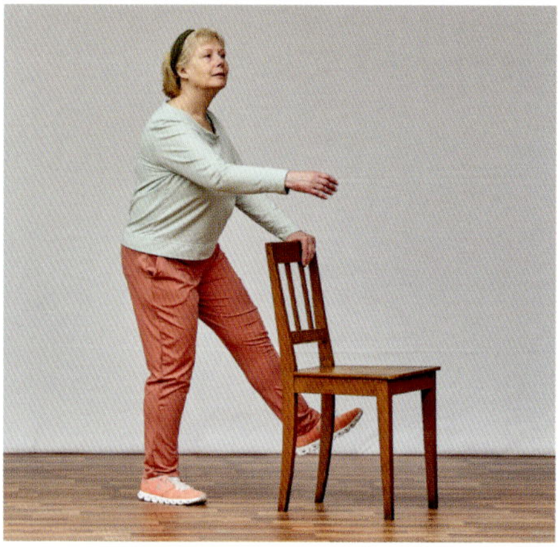

**MITTLERES LEVEL** Schwingen Sie das linke Bein und den rechten Arm parallel vor und zurück. Dann gegengleich.

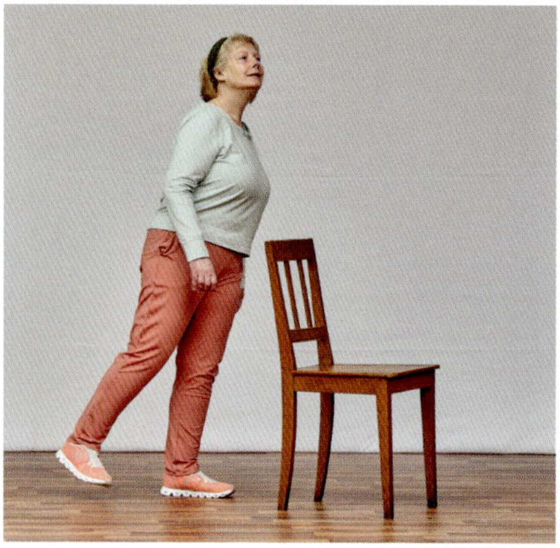

**SCHWERES LEVEL** Versuchen Sie die Übung im freien Stand. Falls Ihnen das immer noch zu leichtfällt, üben Sie mit geschlossenen Augen.

Bleiben Sie auf jeden Fall mit einer Hand in der Nähe der Stuhllehne, um notfalls Halt zu haben.

## IM STAND AM STUHLBEIN GLEITEN

LÄSSIG DEN BEWEGUNGSUMFANG STEIGERN

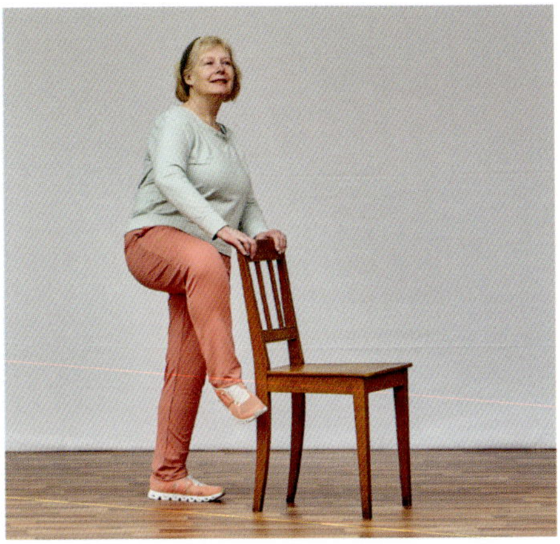

**LEICHTES LEVEL** Stand seitlich-links hinter einem Stuhl. Halten Sie sich fest. Platzieren Sie die rechte Fußsohle gewölbt an das rechte Stuhlbein und gleiten Sie daran auf und ab. 10-mal pro Seite, 2 Durchgänge.

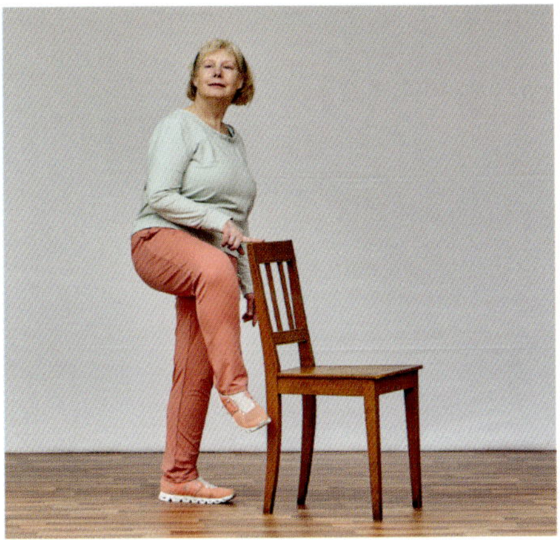

**MITTLERES LEVEL** Probieren Sie die Übung im freien Stand oder nur mit einem aufgelegten Finger, aber immer mit einer Hand in der Nähe der Lehne.

Je näher Sie den Stuhl zu sich stellen, desto anspruchsvoller wird die Übung für die Hüften.

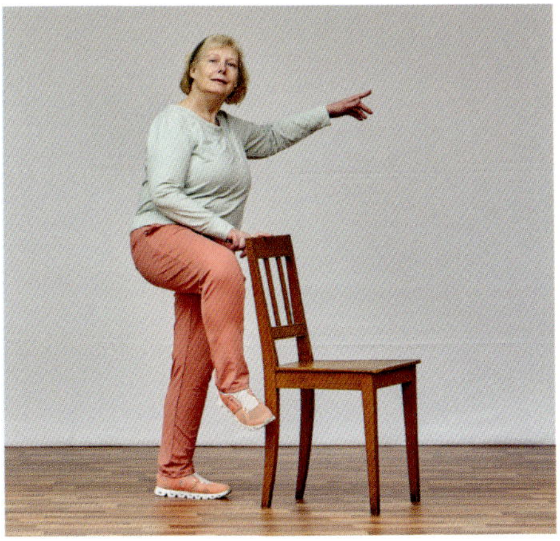

**SCHWERES LEVEL** Koordinative Herausforderung: Während das Bein auf- und abgleitet, malen Sie mit der linken Hand eine liegende Acht in die Luft. Die Hand bewegt sich also seitwärts, während das Bein auf- und abgleitet.

## DIE FAUST AM KNIE

### KRAFTFUTTER FÜR DIE SEHNEN

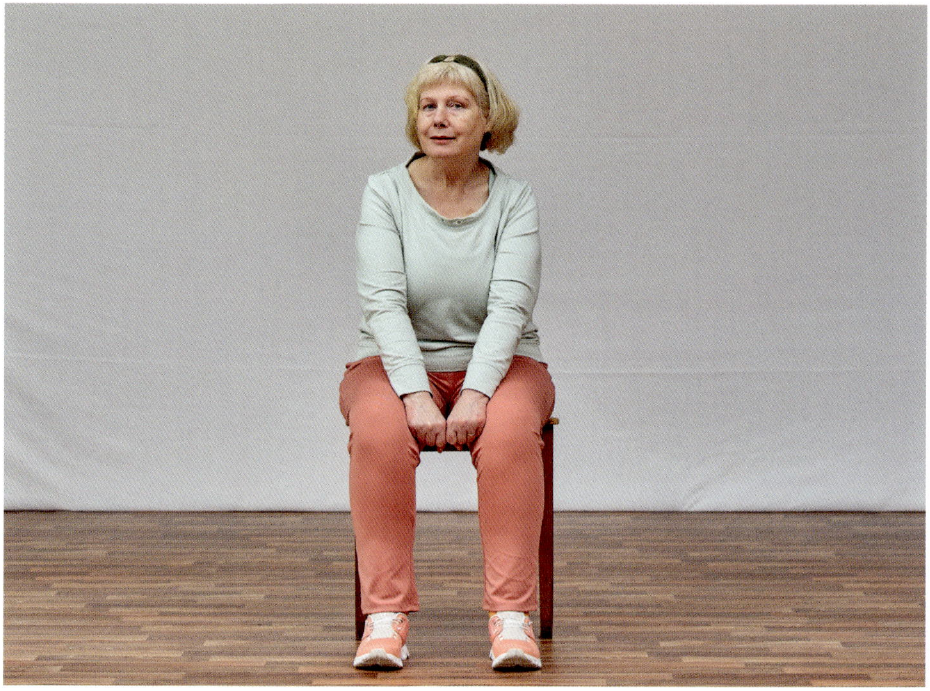

Hier haben wir die Faust nicht im Nacken, sondern zwischen den Knien. Sie sitzen auf der Stuhlkante, die Füße sind etwa hüftbreit aufgestellt. Ballen Sie die Hände zur Faust, klemmen Sie beide Fäuste zwischen die Knie und pressen Sie die Knie zusammen. Diese fallen aber nicht nach innen, sondern bleiben in Position. Wenn Sie die Arme dabei strecken, profitiert auch der Nackenbereich davon. 30 Sekunden halten, Atmen nicht vergessen, 3 Durchgänge.

## DER STUHL AM STUHL

### BEINKRAFT IM „SITZEN"

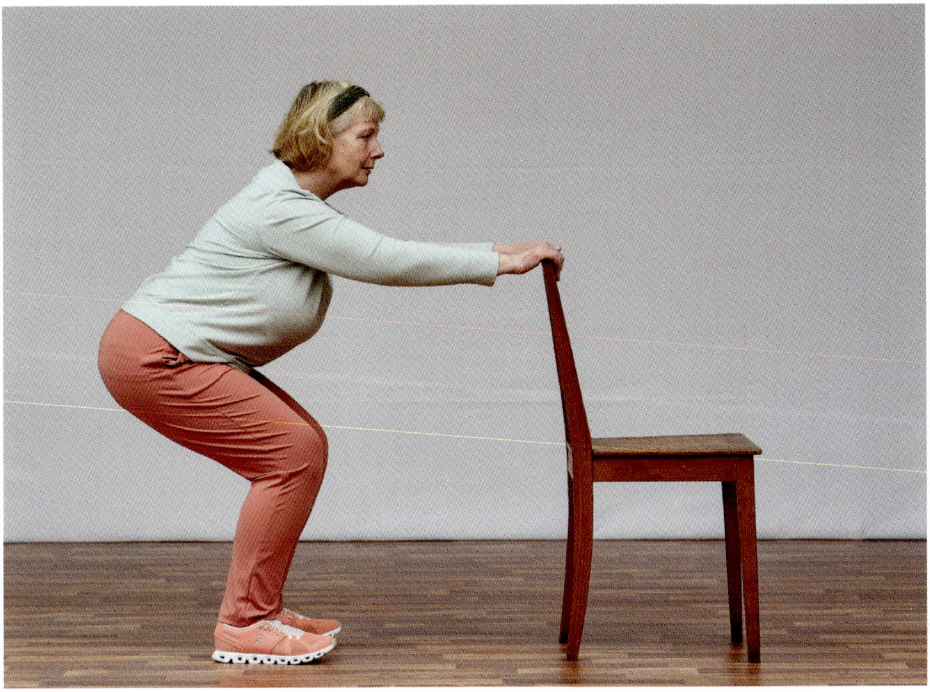

Die gute Nachricht: Jetzt können Sie sich hinsetzen. Die schlechte Nachricht: Bequem wird es nicht. Denn ein unsichtbarer Stuhl ist für Sie reserviert. Sie stellen sich hinter Ihren realen Stuhl und greifen die Lehne.

Gehen Sie nun in die Knie und setzen Sie sich auf Ihren unsichtbaren Stuhl. Die Knie sollten nicht über die Fußspitzen ragen, gehen Sie mit den Füßen lieber ein wenig vor. Wenn möglich, 30 Sekunden halten. 2 Durchgänge.

# DER HEISSE STUHL

## LEICHTER AUFSTEHEN UND HINSETZEN

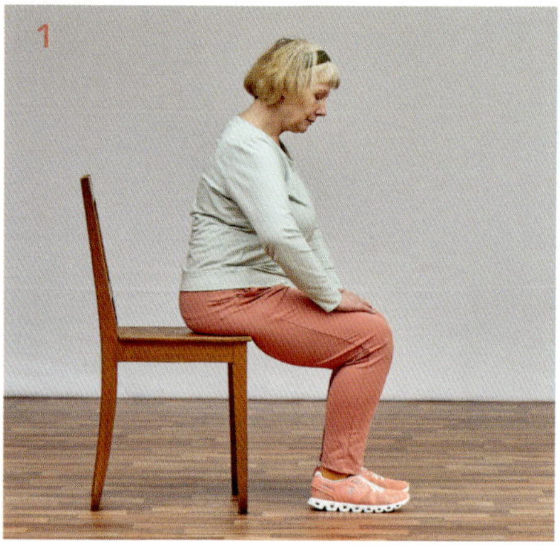

**LEICHTES LEVEL** 1 Sie sitzen auf der Stuhlkante. Die Füße sind leicht nach hinten gezogen, aber mit den kompletten Sohlen am Boden. Die Hände stützen sich auf die Oberschenkel.

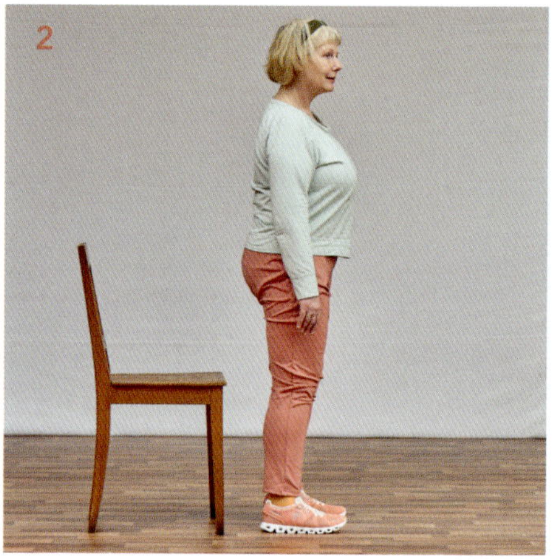

2 Neigen Sie den Oberkörper gerade nach vorn und stehen Sie langsam auf, bis die Knie vollständig gestreckt sind.

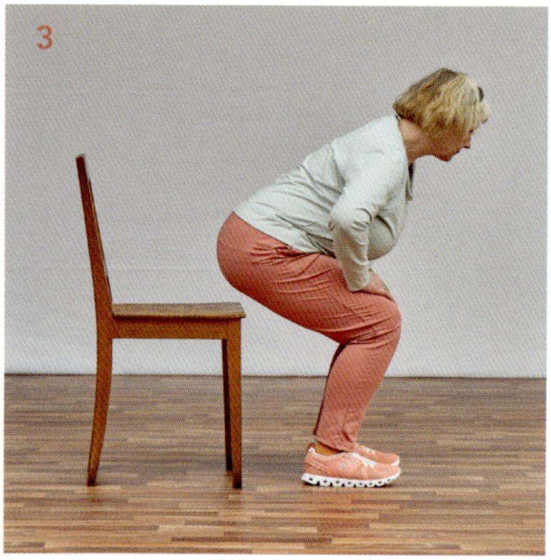

3 Gehen Sie nun leicht in die Knie, neigen Sie den Oberkörper nach vorn und senken Sie das Gesäß, als ob Sie sich absetzen wollten. Kurz vor der Sitzfläche spannen Sie den Beckenboden an und richten sich wieder auf. Stellen Sie sich vor, dass auf dem Stuhl eine heiße Herdplatte steht, was Sie in letzter Sekunde bemerken. 10-mal langsam wiederholen, dann endgültig absetzen (die Herdplatte ist jetzt abgekühlt).
1 Runde reicht.

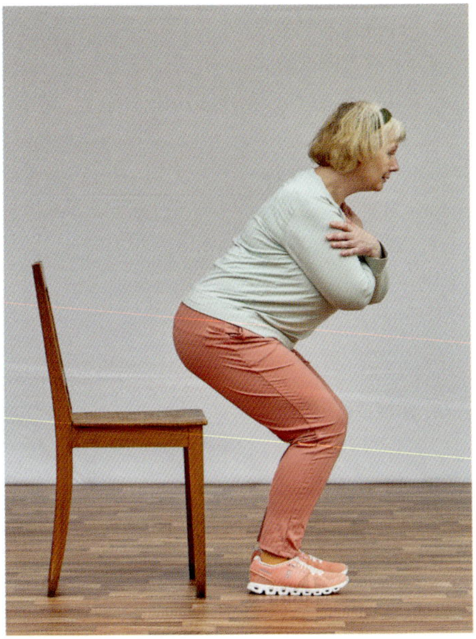

**MITTLERES LEVEL** Verschränken Sie die Arme vor der Brust und probieren Sie das Aufstehen und Hinsetzen ohne Aufstützen der Hände.

Falls Sie mit dem Gleichgewicht Schwierigkeiten haben oder eine schwerere Variante ausprobieren, stellen Sie einen weiteren Stuhl vor sich, an dem Sie sich notfalls festhalten können.

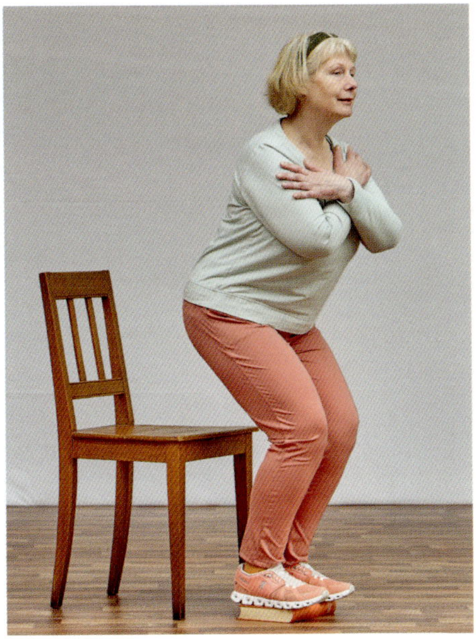

**SCHWERES LEVEL** Um es richtig schwer zu machen, wählen Sie einen niedrigeren Stuhl. Oder Sie erhöhen Ihre Position durch einen großen, stabilen Bildband unter den Füßen. Oder Sie schließen die Augen. Oder Sie bleiben sekundenlang in der tiefsten Position, bevor es wieder aufwärts geht.

## WADENSTRECKUNG IN DREI STUFEN

FERSENSPORN GOODBYE!

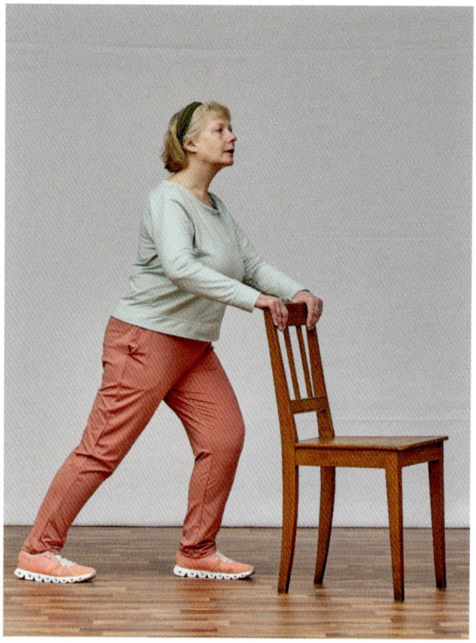

**LEICHTES LEVEL** Sie stehen hüftbreit hinter einem Stuhl. Strecken Sie nun das rechte Bein so weit nach hinten, dass die Ferse noch auf dem Boden bleiben kann. Das linke Bein ist gebeugt. Die Fußspitzen zeigen parallel nach vorn. Halten Sie die Dehnung etwa 30 Sekunden, dann wechseln Sie zum linken Bein. Die Übungsfolge 1-mal wiederholen.

**MITTLERES LEVEL** Drücken Sie die Ferse des hinteren Beins fest in den Boden und spannen Sie den Beckenboden an. Spüren Sie, wie die Dehnung sich verstärkt?

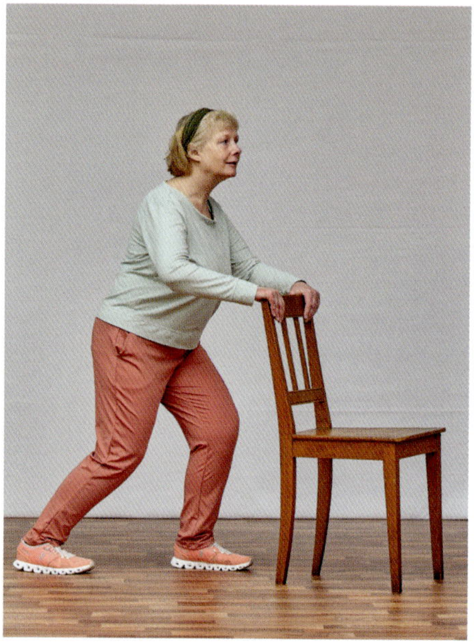

**SCHWERES LEVEL** Beugen Sie nun auch das gestreckte Bein, sodass Sie eine verstärkte Dehnung im Fersenbereich wahrnehmen.

Die Dehnung im schweren Level ist eine gute Prävention gegen einen Fersensporn.

## BEINDEHNUNG NACH MASS

### FÜR LANGE BEINE

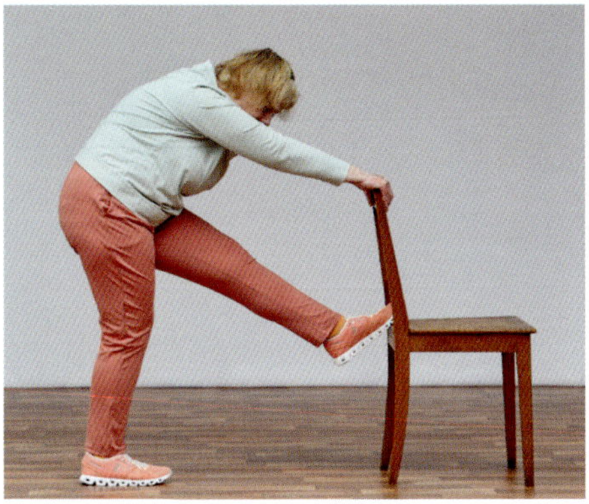

**LEICHTES LEVEL** Die Rückenlehne zeigt zu Ihnen. Sie stehen mit etwas Abstand hinter dem Stuhl. Greifen Sie nun mit beiden Händen die Lehne und stellen Sie einen Fuß an die Sitzfläche. Die Fußspitze ist angezogen. Dehnen Sie sich langsam und vorsichtig, bis das obere Bein gestreckt ist. Das Standbein bleibt ebenfalls gestreckt. Suchen Sie Ihre ideale Position, die von Ihrer Bein- und Rumpflänge abhängt. Manchmal braucht es mehrere Versuche, bis der Abstand stimmt. Halten Sie die Position etwa 5 Atemzüge lang. Beugen Sie immer das Standbein, wenn Sie die Haltung auflösen. 1-mal wiederholen.

Sie können den Stuhl direkt vor eine Wand oder einen stabilen Schrank stellen, sodass er nicht nach vorn wegrutschen kann.

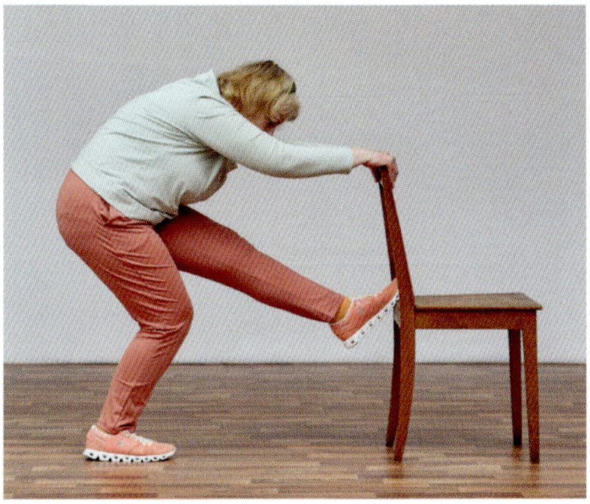

**MITTLERES LEVEL** Beugen Sie das Standbein leicht, während das gedehnte Bein gestreckt bleibt. Schieben Sie die Pobacke der gedehnten Seite weit nach hinten.

Leichtes, wohltuendes Ziehen ist prima – Brennen oder Stechen nicht. Dann die Übung vorsichtig auflösen.

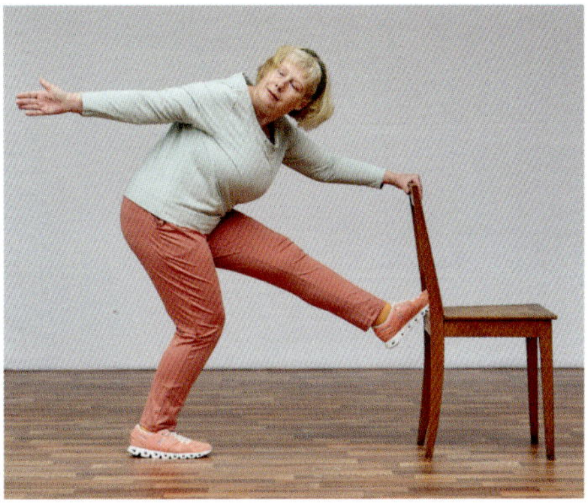

**SCHWERES LEVEL** Drehen Sie in der Endposition den Arm über dem Standbein nach hinten und schauen Sie ihm nach. Den Arm nach ein paar Atemzügen wechseln, das Bein bleibt in Position. Dann gegengleich.

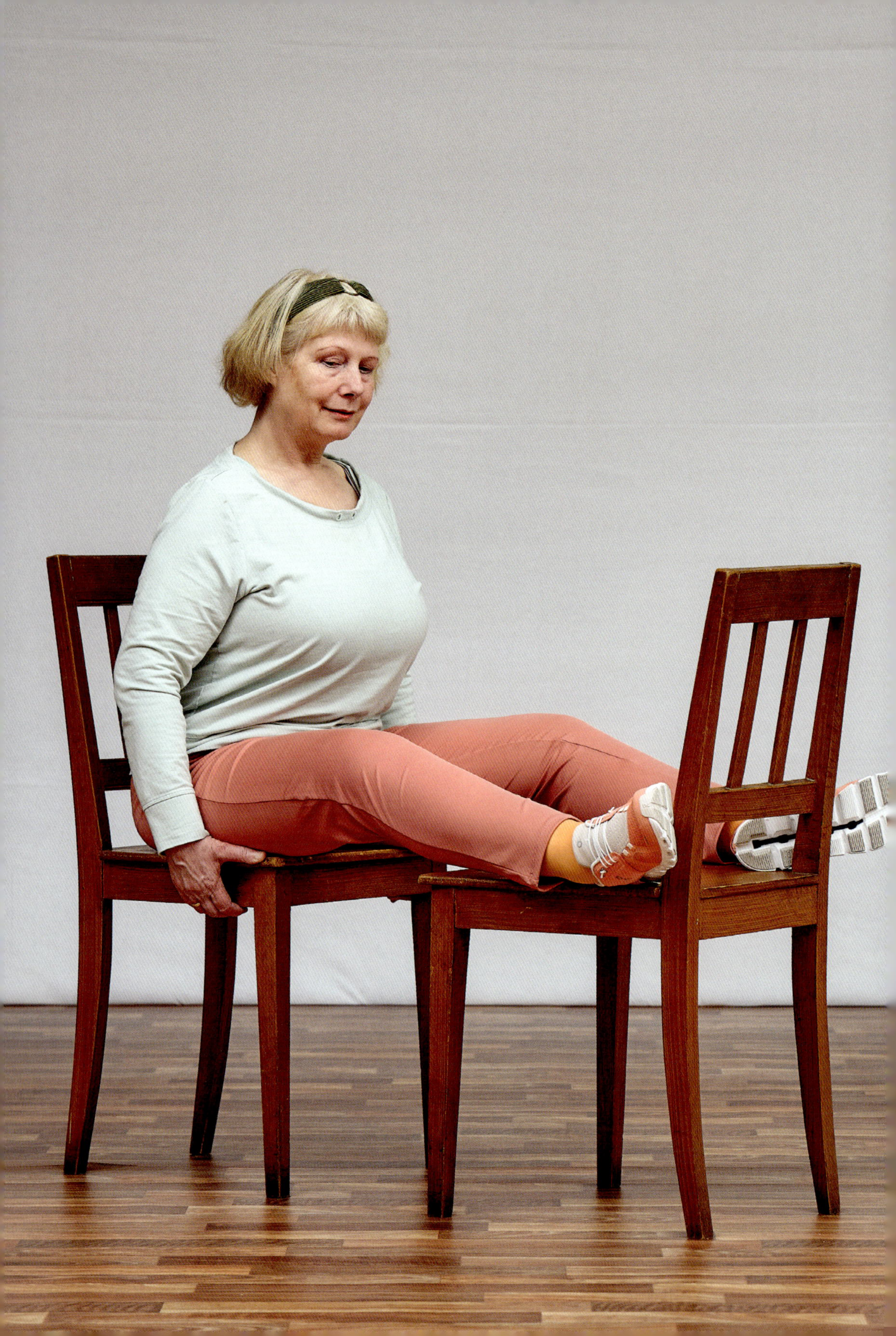

# Übungen mit zwei Stühlen

Sich zwischen zwei Stühlen zu befinden, ist selten angenehm. Hier treffen Sie jedoch die beste Entscheidung zu mehr Fitness.

## HANDWANDERUNG

TASTEN SIE SICH VOR ZU MEHR BEWEGLICHKEIT

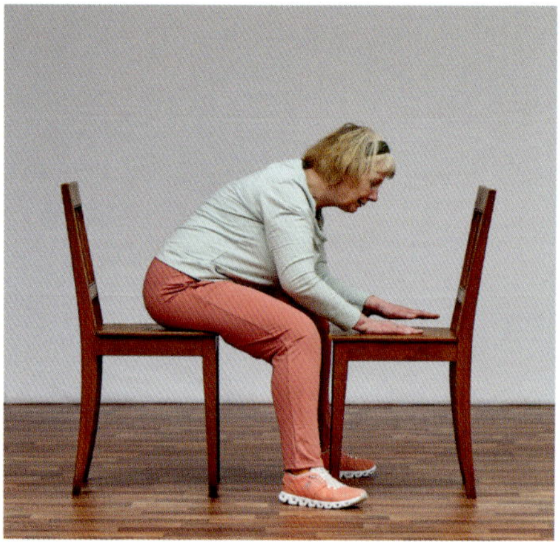

**LEICHTES LEVEL** Positionieren Sie zwei Stühle so, dass sich die Sitzflächen gegenüberstehen. Setzen Sie sich auf den einen Stuhl und legen Sie die Hände auf den anderen. Spreizen Sie die Beine dafür so weit, wie es Ihnen angenehm möglich ist. Wandern Sie nun mit den Händen auf der Sitzfläche nach vorn, so weit Sie können. 30 Sekunden halten, 2 Durchgänge.

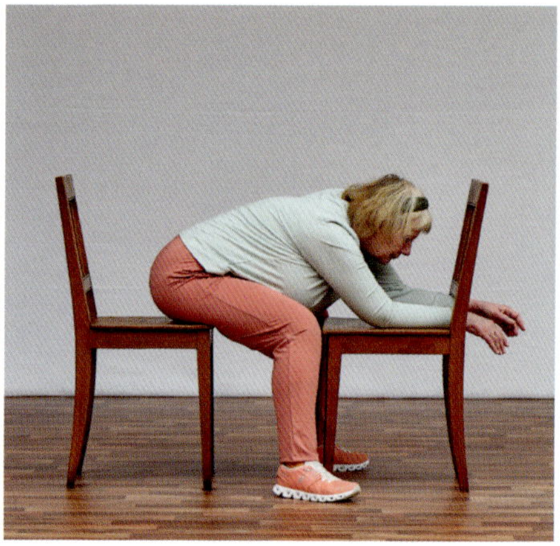

**MITTLERES LEVEL** Legen Sie die Unterarme zusätzlich auf und wandern Sie, wenn es möglich ist, auf den Händen nach vorn.

Wie weit Sie mit den Händen kommen, hängt von Ihrer Hüftbeweglichkeit ab. Erzwingen Sie nichts und bleiben Sie geduldig. Wenn Sie regelmäßig üben, kommen Sie bald weiter.

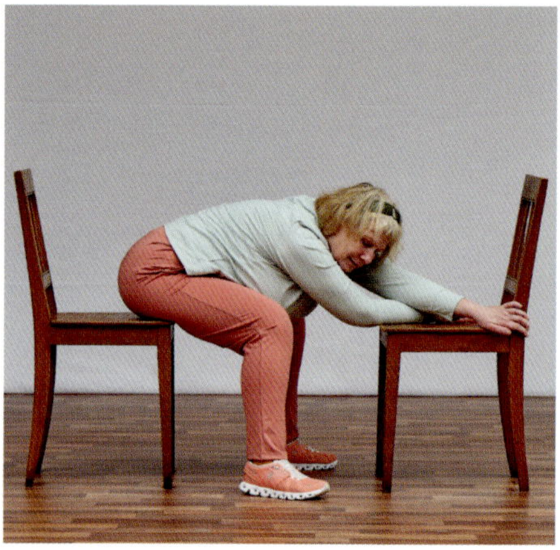

**SCHWERES LEVEL** Versuchen Sie, mit der linken Hand die rechte Seite der Rückenlehne des anderen Stuhls zu erreichen. Halten Sie diese fest und ziehen Sie die linke Pobacke gleichzeitig nach hinten, ohne den Po vom Stuhl zu heben. Halten Sie diese Position für 10 Sekunden, dann mit den Händen wieder zurückwandern und die Übung gegengleich ausführen.

## ÜBER KREUZ KLOPFEN

AKTIV GEGEN SCHULTERVERSPANNUNGEN

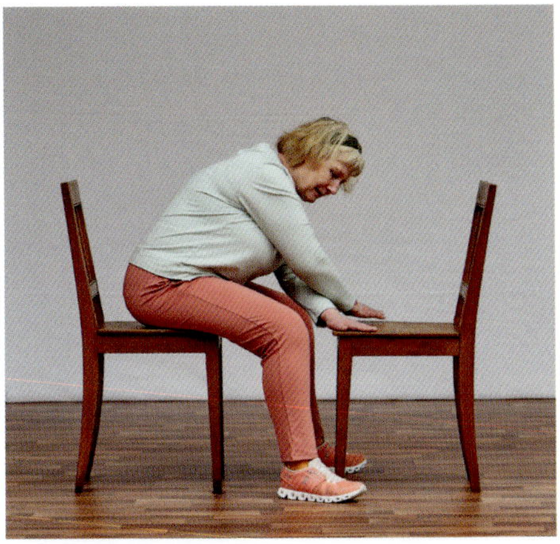

**LEICHTES LEVEL** Für diese Übung benötigen Sie zwei Stühle, die sich mit den Sitzflächen gegenüberstehen. Auf dem einen Stuhl sitzen Sie in einer leichten Grätsche. Lehnen Sie sich leicht aus der Hüfte nach vorn und kreuzen Sie den rechten über den linken Arm. Klopfen Sie nun wechselseitig auf die Sitzfläche. Nach 30 Sekunden kreuzen Sie den linken Arm über den rechten.
2 Durchgänge.

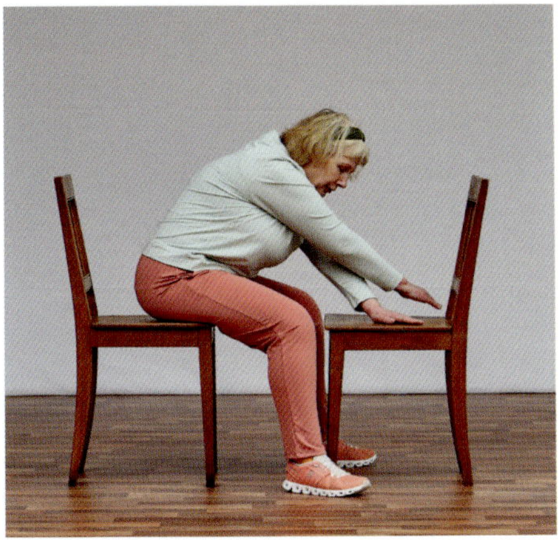

**MITTLERES LEVEL** Versuchen Sie, beim Klopfen die Arme zu strecken. Wenn Sie können, ziehen Sie den vorderen Stuhl näher zu sich, sodass die Grätsche weiter wird.

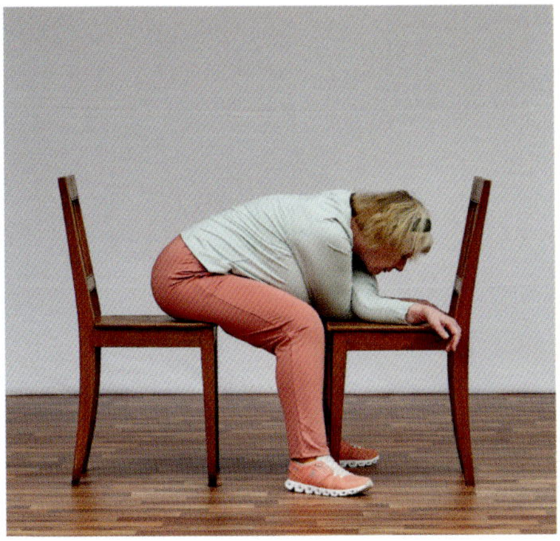

**SCHWERES LEVEL** Legen Sie die Ellbogen auf dem vorderen Stuhl ab und kreuzen Sie nur die Unterarme.

Der Erfolg der Übung hängt von Ihrer Hüftbeweglichkeit ab. Akzeptieren Sie Ihre Grenzen. Ein sanftes Ziehen in der Leiste ist in Ordnung. Wenn es brennt oder sticht, verkleinern Sie die Grätsche und schieben Sie den vorderen Stuhl etwas von sich.

## SCHMETTERLING

MIT DEN FLÜGELN SCHLAGEN FÜR BEWEGUNGSFREIHEIT

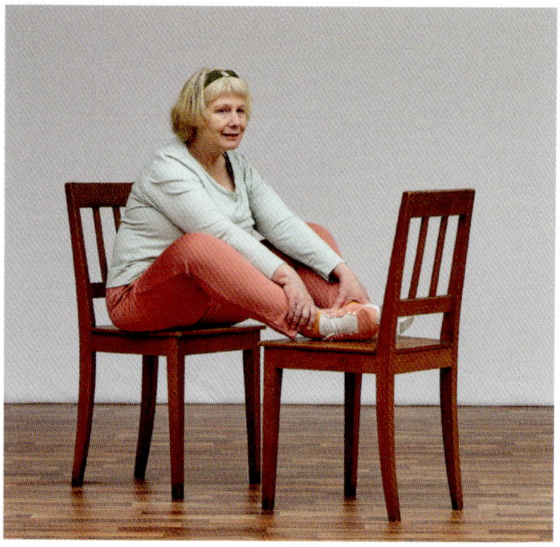

**LEICHTES LEVEL** Stellen Sie zwei Stühle nah beieinander auf. Die Sitzflächen zeigen zueinander. Setzen Sie sich auf den einen Stuhl, legen Sie die Fußaußenkanten auf die Sitzfläche des anderen Stuhls und umfassen Sie Ihre Knöchel. Die Knie zeigen nach außen. Schlagen Sie 20-mal mit den Flügeln wie ein Schmetterling. 1 Durchgang.

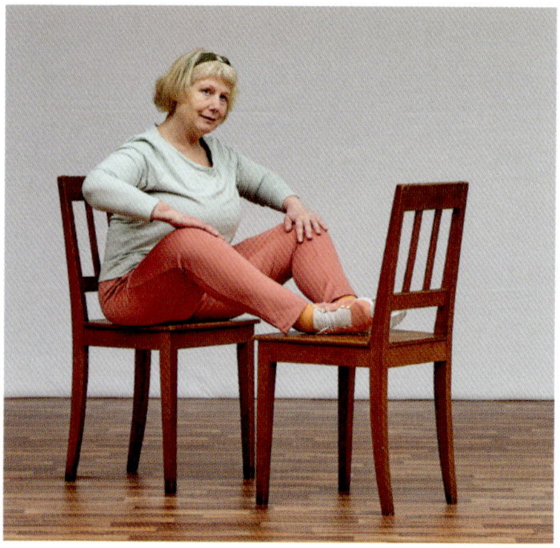

**MITTLERES LEVEL** Der Schmetterling hat nun ein gemütliches Plätzchen gefunden und ruht. Üben Sie mit den Händen sanften Druck auf die Knie aus, sodass Sie eine Dehnung an den Beininnenseiten spüren. Halten Sie diese Position für etwa 10 Sekunden.

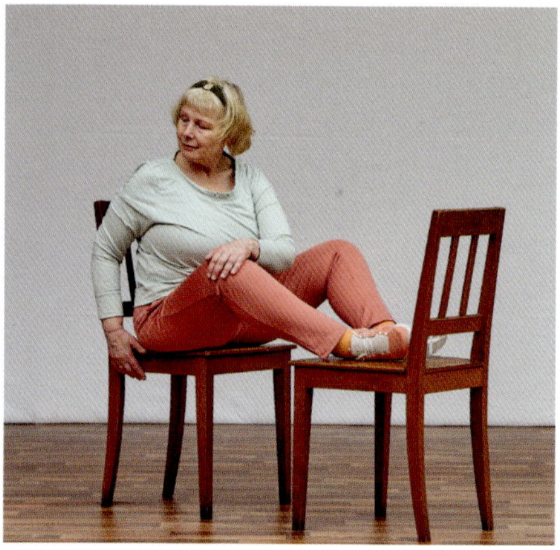

**SCHWERES LEVEL** Drehen Sie den Oberkörper nach rechts und üben Sie mit der linken Hand vorsichtig Druck auf das rechte Knie aus. Halten Sie diese Position wieder für 10 Sekunden. Dann gegengleich.

Falls Sie akute Knieprobleme haben, lassen Sie die Übung weg oder bleiben Sie beim leichten Level.

## BLICK ÜBER DEN GARTENZAUN

### ELASTISCH BLEIBEN IM HÜFTBEREICH

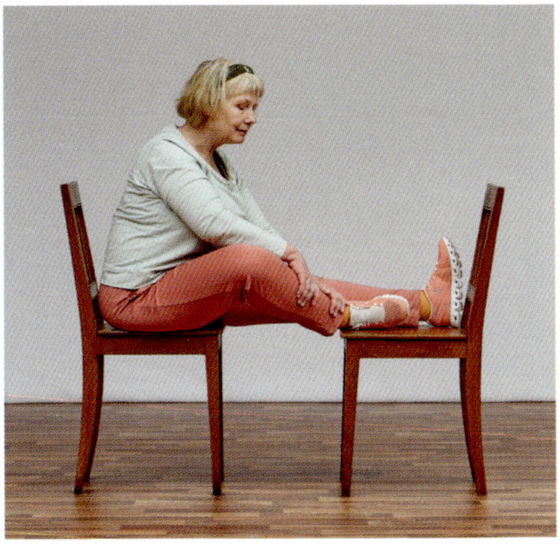

**LEICHTES LEVEL** Für diese Übung benötigen Sie einen zweiten, gleich hohen Stuhl. Lehnen Sie sich bequem an. Strecken Sie das linke Bein aus und klappen Sie das rechte Bein mit gebeugtem Knie nach außen. Legen Sie die Hände an das rechte Schienbein. Versuchen Sie nun, von der Lehne wegzukommen und den Rücken gerade zu halten. 30 Sekunden halten, 2 Durchgänge.

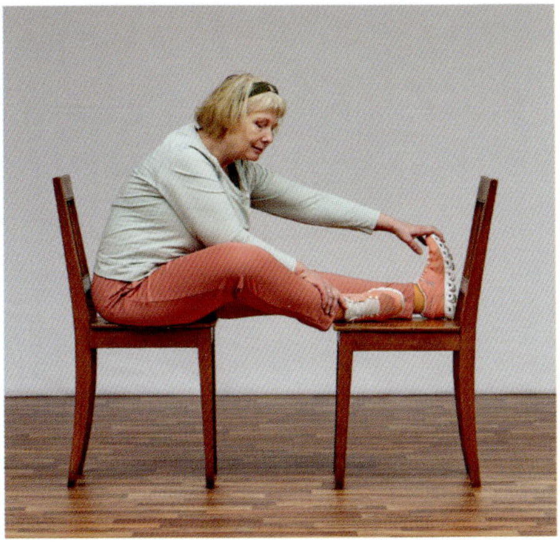

**MITTLERES LEVEL** Greifen Sie während der obigen Übung mit der linken Hand Ihre Fußspitze. Forcieren Sie nichts! Je nach Beinlänge ist das sehr schwer. Falls Sie nicht an die Fußspitze kommen, halten Sie Ihr Schienbein. Das wirkt genauso, wenn das Knie gestreckt ist. Zählen Sie bis 10 und strecken Sie dann den linken Arm nach hinten. Sehen Sie ihm dabei hinterher.

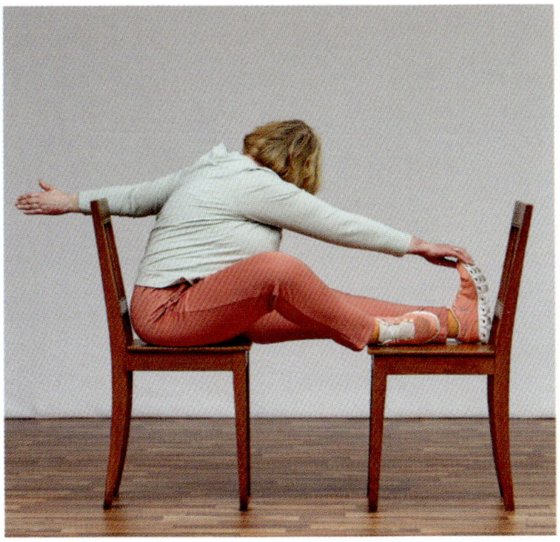

**SCHWERES LEVEL** Dieses Level bitte nur probieren, wenn Sie nicht an Osteoporose oder der Vorstufe Osteopenie leiden! Falls Sie sich unsicher sind, bleiben Sie bei den anderen Leveln. Fassen Sie mit der rechten Hand die linke Fußspitze, führen Sie den linken Arm nach hinten und sehen Sie diesem nach. Dann gegengleich. Der Rücken bleibt gerade und wird nur geneigt, nicht gebeugt.

## FUSSTIPPEN UND -STRECKEN

KLEINE BEWEGUNG MIT GROSSER WIRKUNG

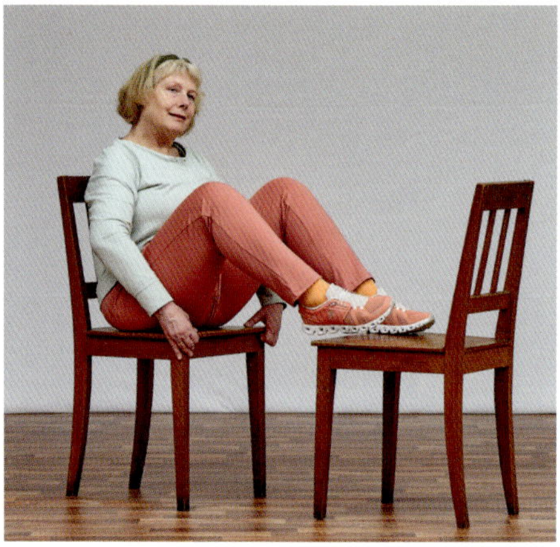

**LEICHTES LEVEL** Stellen Sie zwei Stühle mit den Sitzflächen zueinander auf. Sie sitzen mit angelehntem Rücken auf dem einen Stuhl, die Füße sind auf dem anderen aufgestellt. Tippen Sie mit der Fußspitze 30 Sekunden lang auf die Sitzfläche – nicht mit dem flachen Fuß. 2 Durchgänge.

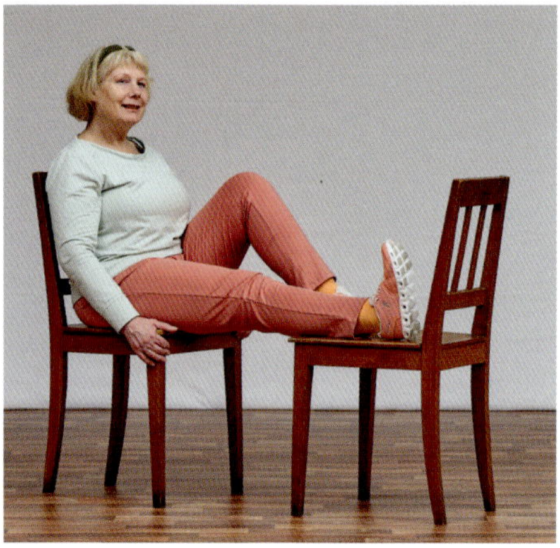

**MITTLERES LEVEL** Tippen Sie mit dem Fuß 3-mal auf und strecken Sie dann das Bein aus. Legen Sie es kurz ab, beugen Sie es erneut und tippen Sie wieder.

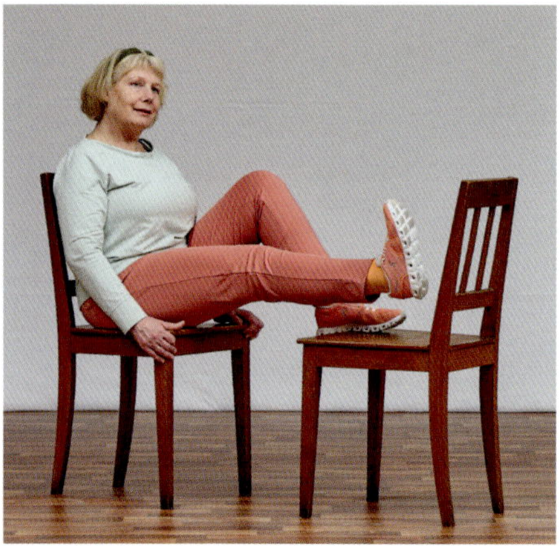

**SCHWERES LEVEL** Heben Sie das gestreckte Bein mit angezogener Fußspitze an. Atmen Sie unbedingt weiter und heben Sie das Bein nach oben, so lange Sie können. Bleiben Sie angelehnt. Es kommt nicht auf die Höhe an. Falls Ihnen das sehr leichtfallen sollte, können Sie den Fuß auch in der Luft ein- und ausdrehen.

## LEHNE DRÜCKEN

POWER FÜR DIE BEINMUSKELN

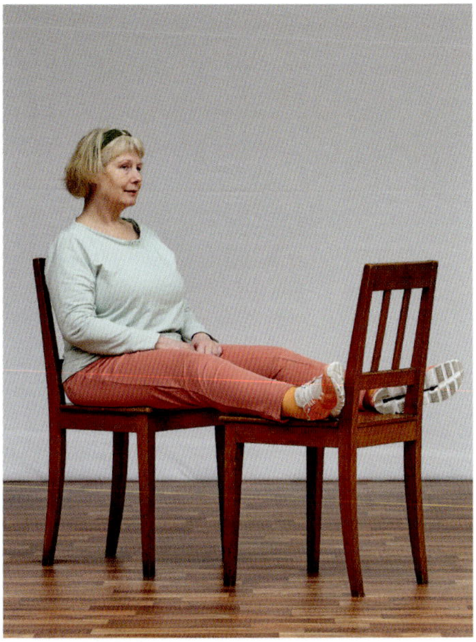

**LEICHTES LEVEL** Für diese Übung benötigen Sie einen zweiten, gleich hohen Stuhl ohne Seitenlehnen. Stellen Sie einen Stuhl vor den Stuhl, auf dem Sie sitzen. Lehnen Sie sich bequem an. Strecken Sie die Beine aus, bis die Füße fast an der Lehne des vorderen Stuhls sind. Ziehen Sie nun mit den Füßen den Stuhl so weit heran, dass die Füße die Rückenlehne des vorderen Stuhls zusammendrücken können. Sie können den Druck entweder permanent halten oder immer wieder Impulse geben. Entweder 1 Minute halten oder 30 kurze Impulse geben.

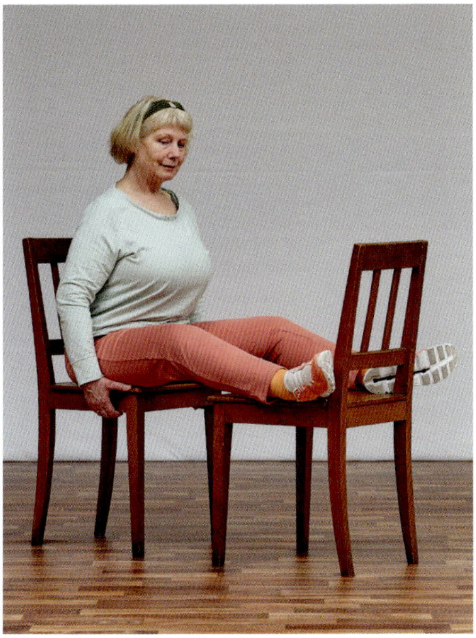

**MITTLERES LEVEL** Versuchen Sie, diese Übung mit geradem, nicht angelehntem Rücken auszuführen. Die Hände können Sie seitlich an der Sitzfläche des Stuhls positionieren, auf dem Sie sitzen.

**SCHWERES LEVEL** Probieren Sie den Druck in verschiedenen Höhen. Versuchen Sie dabei, den Rücken möglichst gerade zu halten.

Falls sich der untere Rücken schmerzhaft meldet, beenden Sie die Übung. Lassen Sie die Beine locker gebeugt und lehnen Sie sich zum Ausruhen an.

## AUF UND AB

FÜR STARKE BEINE

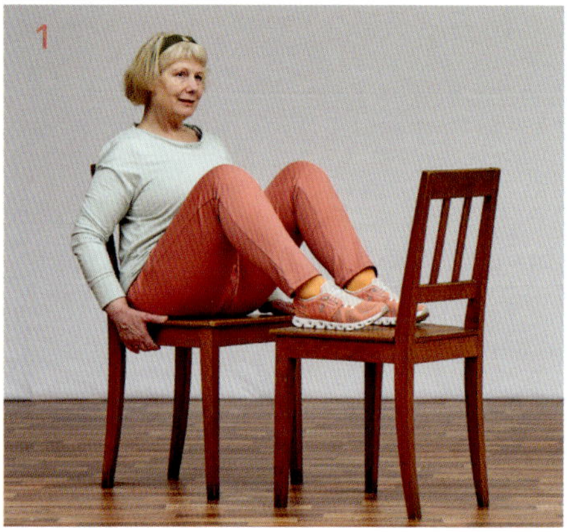

**LEICHTES LEVEL** 1 Stellen Sie zwei Stühle mit den Sitzflächen zueinander auf. Sie sitzen mit angelehntem Rücken auf dem einen Stuhl, Ihre Fußsohlen stehen auf dem anderen.

Es ist wichtig, bei der Übung angelehnt zu bleiben, um den Rücken zu schützen. Falls Ihre Oberschenkel hierfür zu kurz sind, legen Sie ein dickes Kissen in den Rücken.

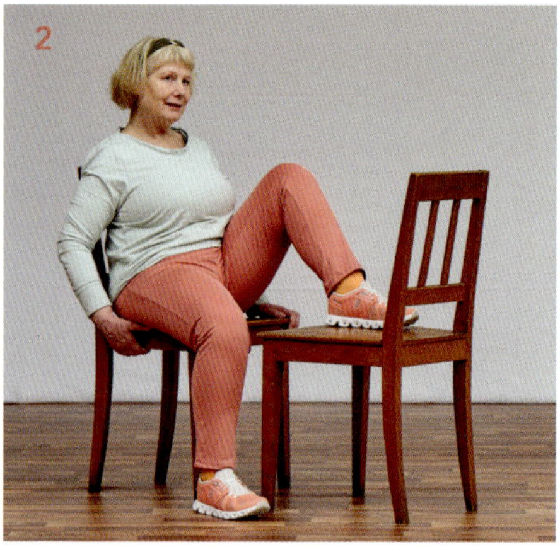

2 Stellen Sie nun das rechte Bein seitlich neben dem vorderen Stuhl ab und setzen Sie es wieder auf die Sitzfläche. 5-mal, dann gegengleich. Kurze Pause, dann noch 1 Durchgang.

**MITTLERES LEVEL** Bewegen Sie das rechte Bein weit nach außen und halten Sie es 5 Sekunden, ehe Sie den Fuß wieder auf die Sitzfläche stellen.

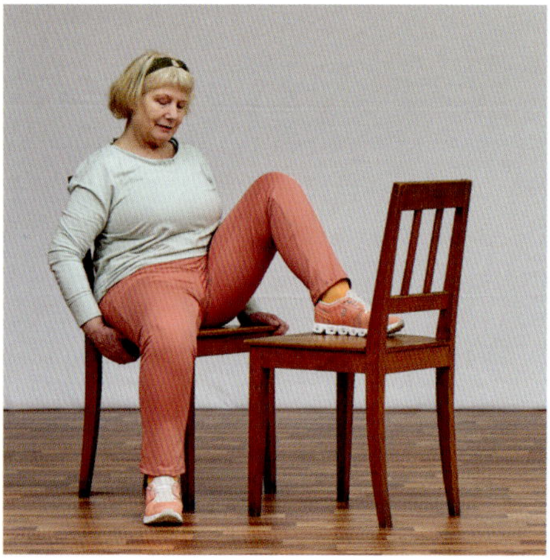

**SCHWERES LEVEL** Bewegen Sie das rechte Bein weit nach außen und bewegen Sie es für etwa 10 Sekunden auf und ab, ohne jedoch den Boden zu berühren, und setzen Sie den rechten Fuß wieder auf.

## BEINDEHNUNG AUF ZWEI STÜHLEN

LÄSSIG WEITERKOMMEN

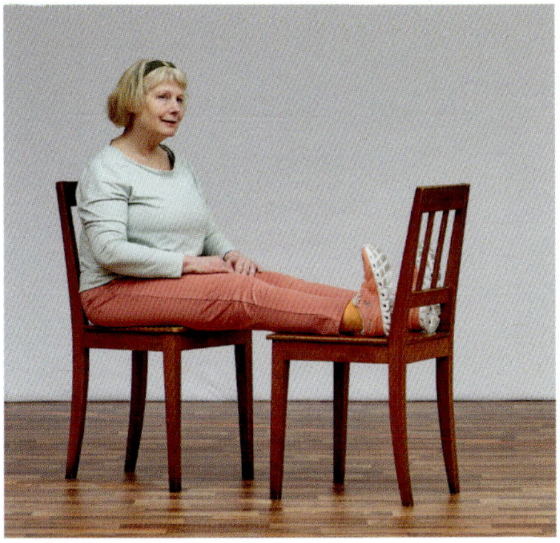

**LEICHTES LEVEL** Sie sitzen mit angelehntem Rücken auf einem Stuhl. Ein weiterer steht mit der Sitzfläche zu Ihnen direkt davor. Der Abstand hängt von Ihrer Beinlänge ab. Legen Sie die Beine auf den vorderen Stuhl. Strecken Sie vorsichtig nacheinander beide Beine und ziehen Sie die Fußspitzen an, bis Sie eine Dehnung an der Beinrückseite spüren. Halten Sie die Stellung für etwa 30 Sekunden. 2 Durchgänge.

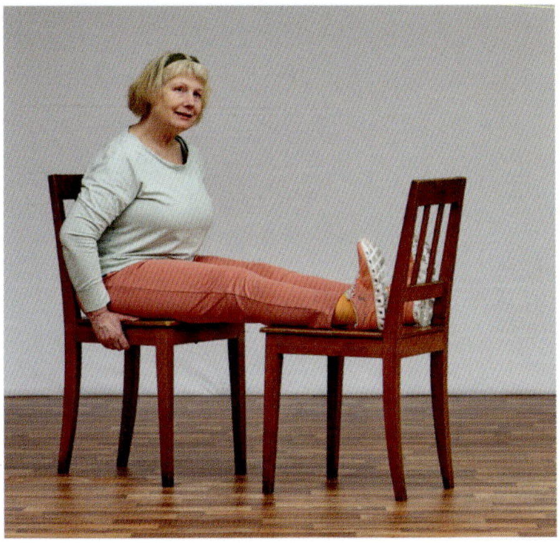

**MITTLERES LEVEL** Positionieren Sie die Hände auf Höhe Ihrer Hüfte auf der Sitzfläche. Merken Sie, wie die Dehnung sich verstärkt? Falls Sie die Knie nicht strecken können, lassen Sie die Beine leicht gebeugt.

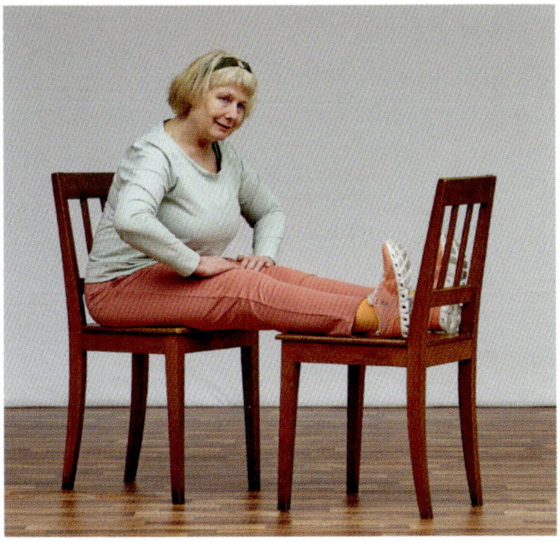

**SCHWERES LEVEL** Legen Sie die Hände auf Ihre Oberschenkel und neigen Sie sich mit geradem Rücken nach vorn.

Achten Sie darauf, dass der Rücken nicht gebeugt wird bei dem Versuch, die Hände weiter nach vorn zu schieben. Haben Sie Geduld, mit der Zeit kommen Sie weiter.

## ZWISCHEN ZWEI STÜHLEN

GUTES FÜR BEINE UND RÜCKEN

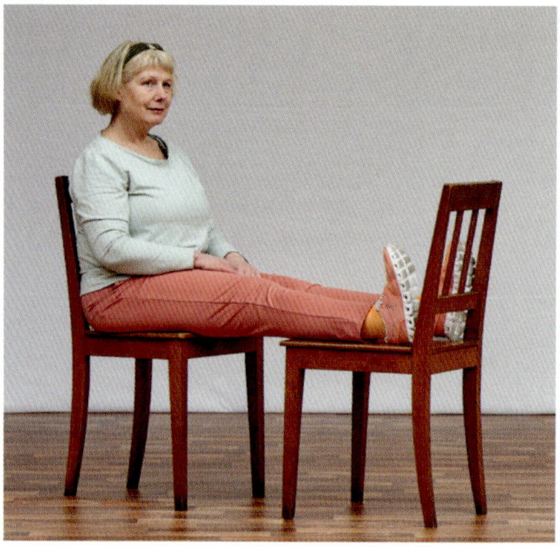

**LEICHTES LEVEL** Sie benötigen einen zweiten, gleich hohen Stuhl ohne Seitenlehnen. Setzen Sie sich auf den hinteren Stuhl und lehnen Sie sich an. Strecken Sie die Beine aus, bis die Füße fast an der Lehne des vorderen Stuhls sind. Ziehen Sie die rechte Fußspitze an und halten Sie ca. 10 Sekunden die Stellung. Wiederholen Sie die Dehnung mit dem linken Bein. Dann mit beiden Beinen. Je 1-mal wiederholen.

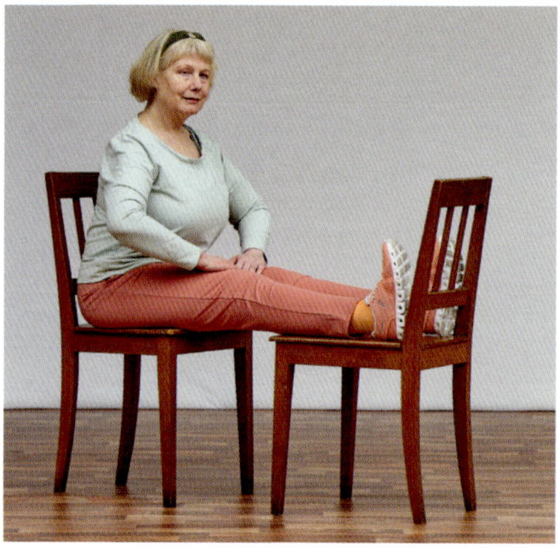

**MITTLERES LEVEL** Setzen Sie sich aufrecht hin und halten Sie den Rücken ohne Lehne gerade. Wenn Sie können, neigen Sie den Rücken leicht nach vorn, ohne ihn zu beugen.

Forcieren Sie nichts, um Schmerzen im unteren Rücken zu vermeiden. Reden Sie stattdessen Ihren Muskeln gut zu und bleiben Sie geduldig. Jeder Mensch hat genetisch bedingt oder aufgrund von Erkrankungen, akutem Stress oder Tagesform eine andere Muskelspannung.

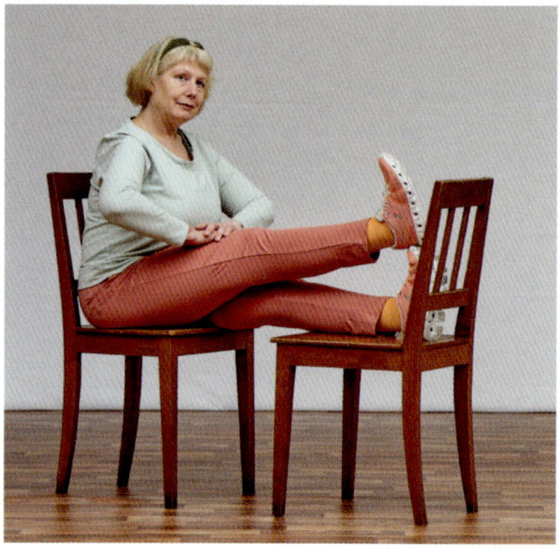

**SCHWERES LEVEL** Sieht in der Endstellung beeindruckend aus, braucht aber viel Geduld: Setzen Sie die Ferse des rechten Fußes auf die linke Fußspitze. Legen Sie die Hände an die Seiten der Oberschenkel und richten Sie sich gerade auf. Wenn möglich, legen Sie die Hände entspannt auf dem oberen Bein ab und halten Sie die Stellung. Schieben Sie Ihr Brustbein betont nach oben.

## VORNEIGE MIT AUFGELEGTEM BEIN

ELEGANZ MIT KRAFT

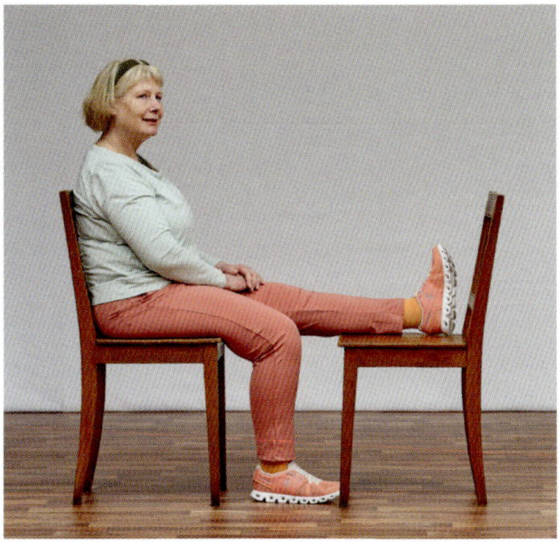

**LEICHTES LEVEL** Sie sitzen mit angelehntem Rücken auf einem Stuhl, vor Ihnen steht ein zweiter Stuhl mit der Sitzfläche zu Ihnen. Legen Sie das linke Bein gestreckt auf dem vorderen Stuhl ab. Ziehen Sie die linke Fußspitze an und spüren Sie die Dehnung an der linken Beinrückseite. Halten Sie diese Dehnung 30 Sekunden. Dann wechseln Sie die Beinpositionen. 2 Durchgänge je Bein.

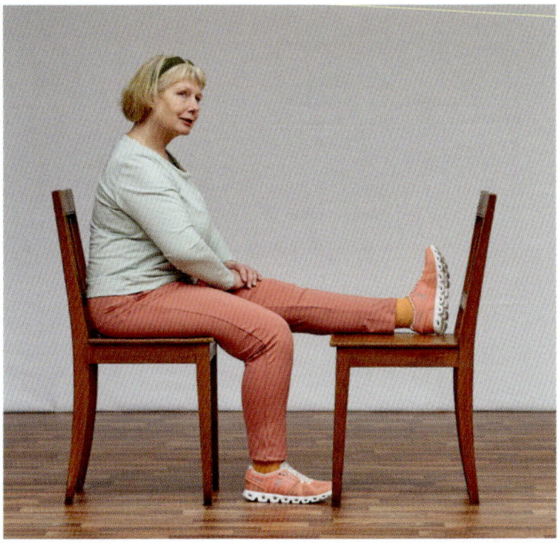

**MITTLERES LEVEL** Lösen Sie den Rücken von der Lehne und halten Sie ihn gerade, wenn Sie die zuvor beschriebene Dehnung ausführen.

Der Verzehr von frischem Gemüse kann die Muskelspannung senken. Wenn Sie Schwierigkeiten mit dieser Dehnung haben, essen Sie etwa zwei Stunden davor Rohkost oder einen Salat mit Essig-und-Öl-Dressing.

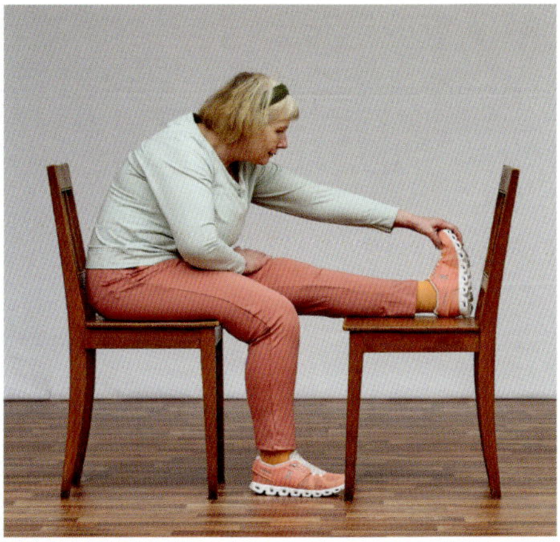

**SCHWERES LEVEL** Neigen Sie sich nach vorn und greifen Sie entweder Ihr linkes Schienbein oder Ihren linken Fuß. Dies hängt von Ihrer Beweglichkeit sowie Ihrer Beinlänge ab. Erzwingen Sie nichts. Lassen Sie einfach ein wenig lockerer. Und noch ein wenig lockerer, lockerer, lockerer …

## LANGSITZ MIT RÜCKBEUGE

FÜR DEN BESTEN RÜCKEN, DEN SIE JE HATTEN

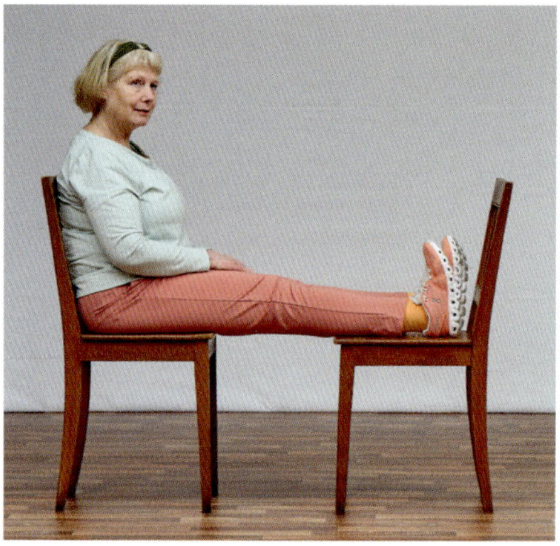

**LEICHTES LEVEL** Sie sitzen mit angelehntem Rücken auf einem Stuhl und haben die Beine auf einem weiteren Stuhl abgelegt. Ziehen Sie nun erst eine, dann die andere Fußspitze an. Halten Sie diese Position 30 Sekunden. 2 Durchgänge.

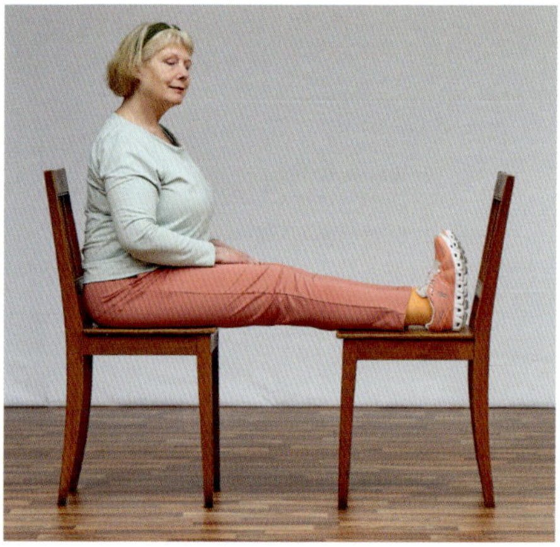

**MITTLERES LEVEL** Lösen Sie während der Übung den Rücken von der Lehne und versuchen Sie, gerade zu sitzen.

Erzwingen Sie nichts. Hören Sie auf Ihren Körper und achten Sie seine Grenzen. Wenn Sie äußerst langsam und behutsam üben, können Sie nach ein paar Übungsstunden die Grenzen sachte nach hinten verschieben.

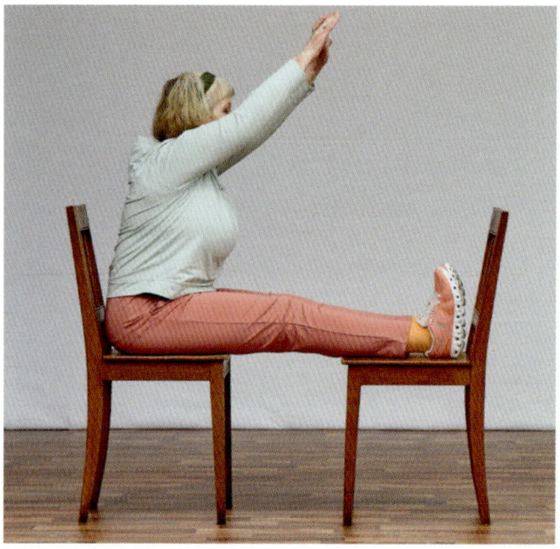

**SCHWERES LEVEL** Verhaken Sie die Daumen ineinander, strecken Sie den Rücken und lehnen Sie sich aus der Hüfte mit geradem Rücken nach vorn, so weit Sie können. Die Kniekehlen bleiben möglichst nah an der Unterlage.

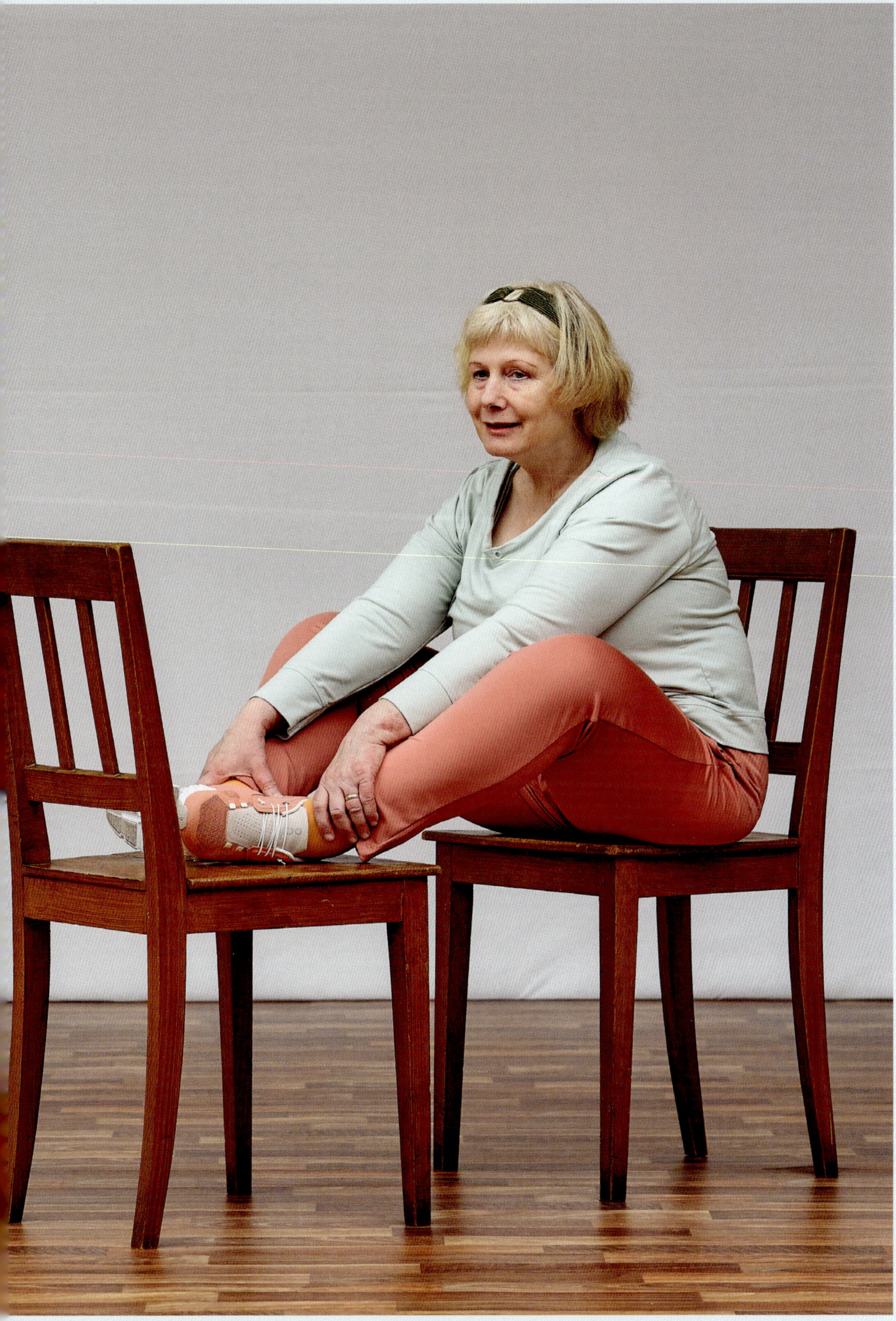

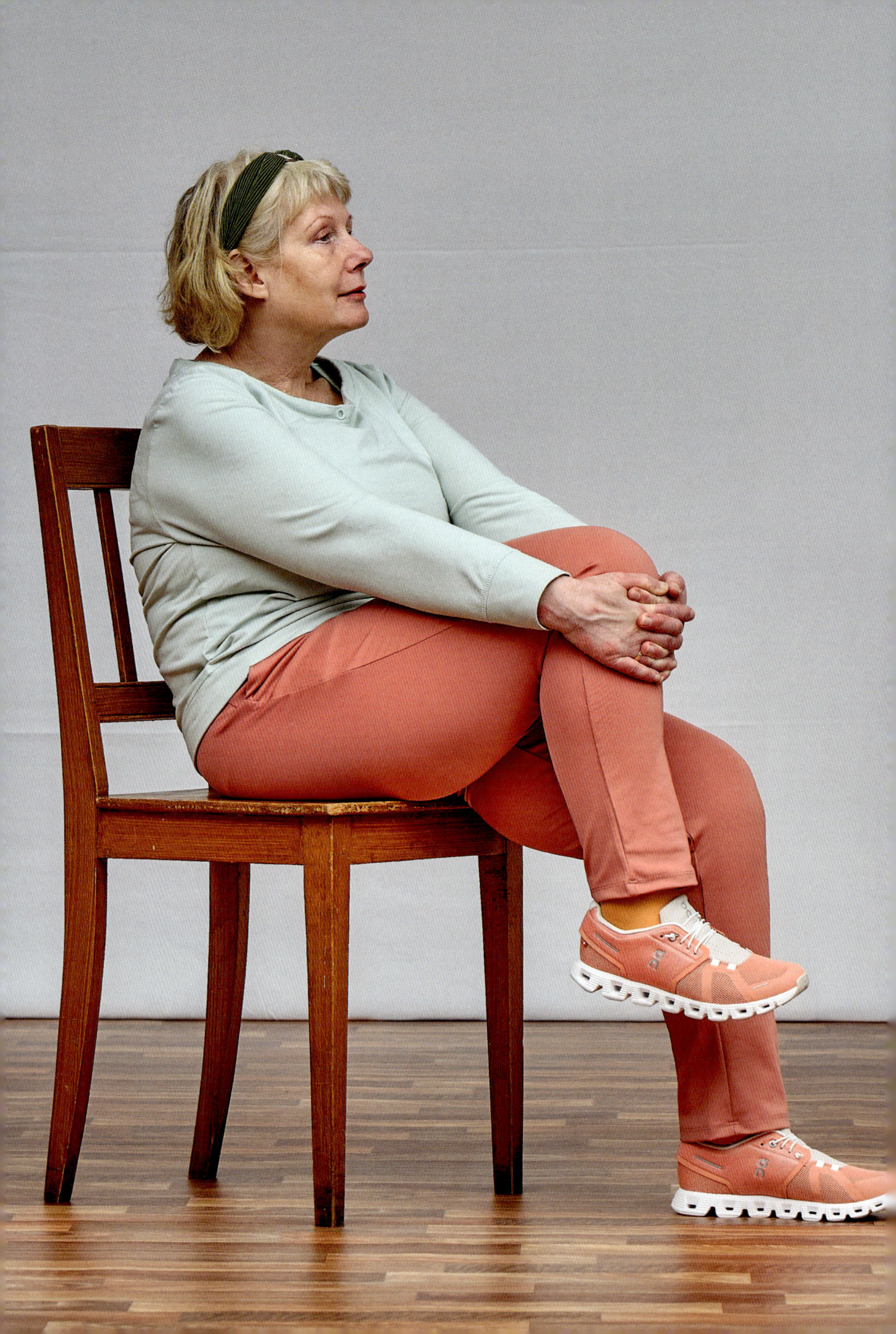

# Abwärmen und Nachdehnen

Sie fahren nach Hause, sehen schon die Garage, geben noch mal richtig Gas – und stoppen dann mit einer Vollbremsung genau vor dem Tor. Fühlt sich das gut an? Wohl eher nicht. So geht es auch unserem Körper, der aus einer Gymnastikeinheit nicht mit qualmenden Reifen bis zum Stillstand abgebremst werden möchte, denn die Entspannung am Ende ist das Sahnehäubchen!

## EINSINKEN

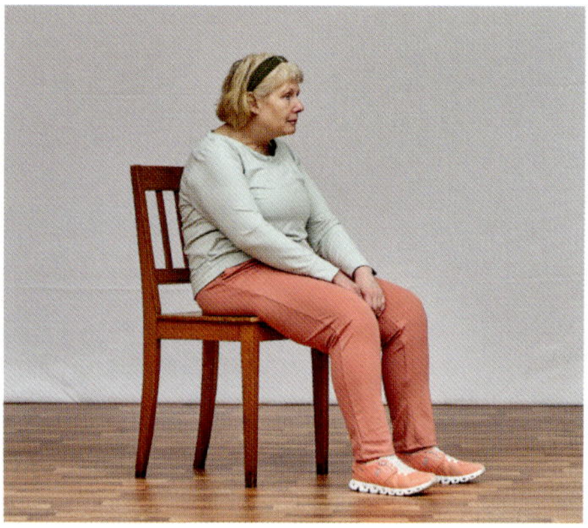

Bei dieser Übung müssen Sie mal nicht auf die Haltung achten, sondern lassen das Brustbein einfach sinken. Nicht nur den Kopf hängen lassen, nein, Ihr Rücken wird rund, vollkommen rund. Kurz wieder aufrichten, geradeaus schauen, dann wieder sinken lassen. 5-mal in Folge.

## SCHAUKELN

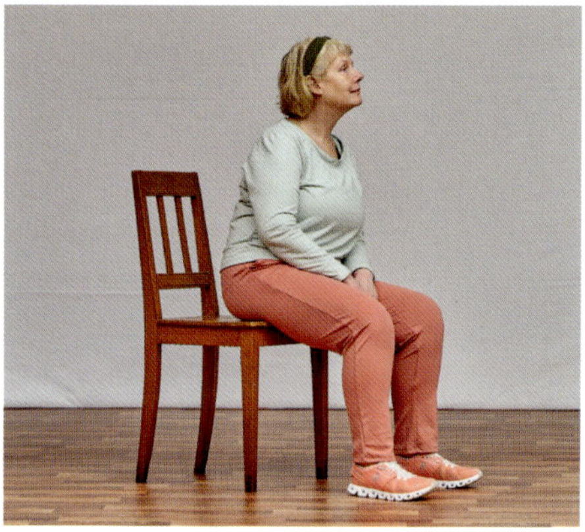

Schaukeln Sie sanft auf den Pobacken hin und her. Sie wiegen sich im Wind, der Oberkörper ist entspannt, der Bewegungsumfang klein. Schaukeln Sie, so lange Sie wollen.

## BEINSCHAUKEL

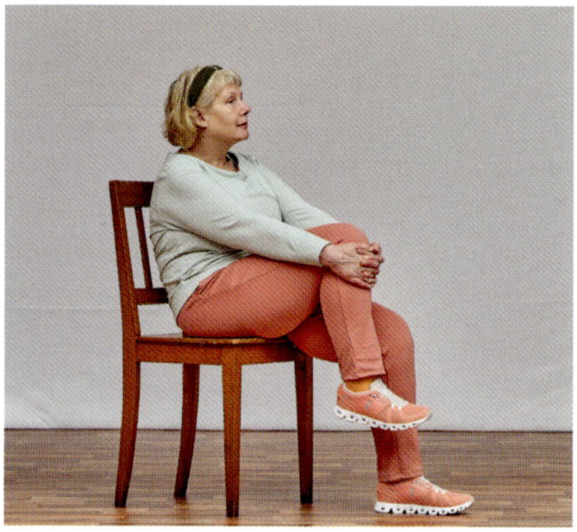

Umfassen Sie Ihr rechtes Bein unterhalb des Knies. Strecken Sie die Arme und lassen Sie sich sinken, bis Sie eine sanfte Dehnung in der Schulter spüren. Beginnen Sie jetzt, mit dem Oberkörper entspannt vor- und zurückzuschaukeln – und zwar so lange Sie Lust haben.

## SCHULTERBLATTKRIECHEN

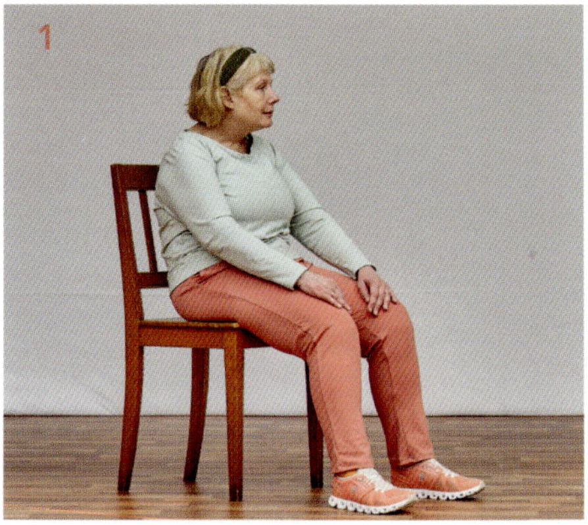


**1** Runden Sie Ihren oberen Rücken und schieben Sie Ihre Schulterblätter gedanklich über den Rücken nach oben. Die Schultern selbst bleiben in ihrer Position. Die Schulterblätter scheinen zu kriechen, wenn der Rücken rund ist.

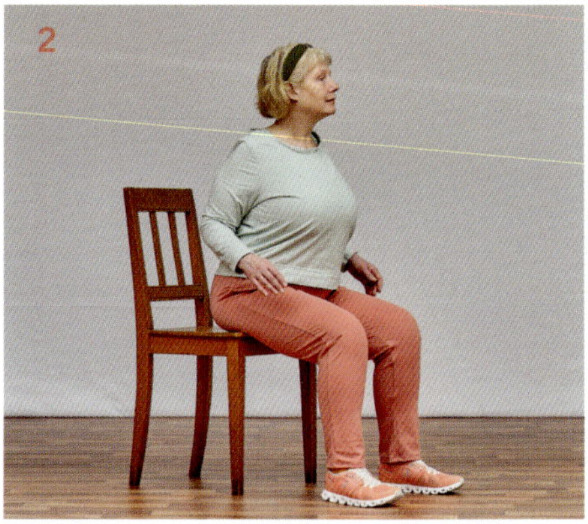


**2** Richten Sie sich dann gerade auf und schieben Sie Ihre Schulterblätter am Rücken zusammen, wie wenn Sie einen großen Bleistift einklemmen wollten. Einige Sekunden halten, dann wieder einrunden. Nach ein paar Wiederholungen spüren Sie Ihre Schulterblätter deutlich.

## ARMPENDEL

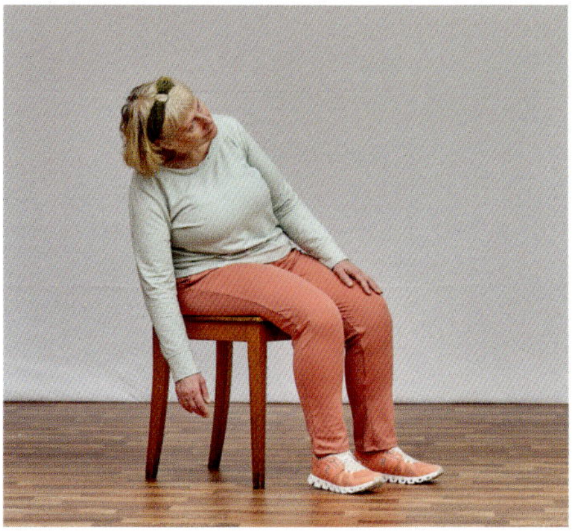

Sitzen Sie angelehnt auf einem Stuhl ohne Seitenlehnen und lassen Sie sich zur rechten Seite hängen, sodass Ihr Arm sanft pendelt. Keinen Schwung holen, einfach nur aushängen lassen. Etwa 10 Pendelausschläge, dann die Seite wechseln.

## RÜCK 'N' ROLL

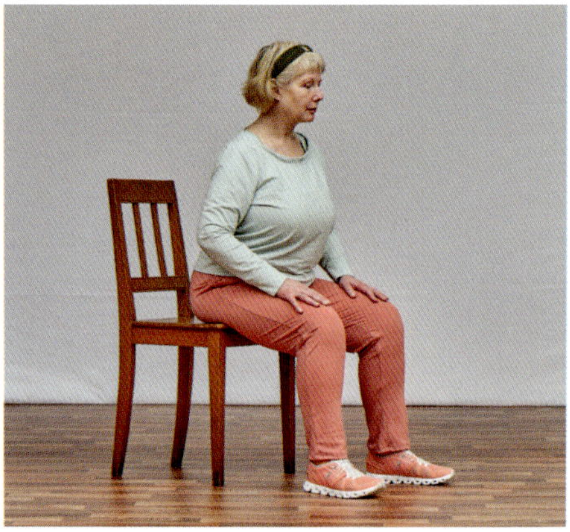

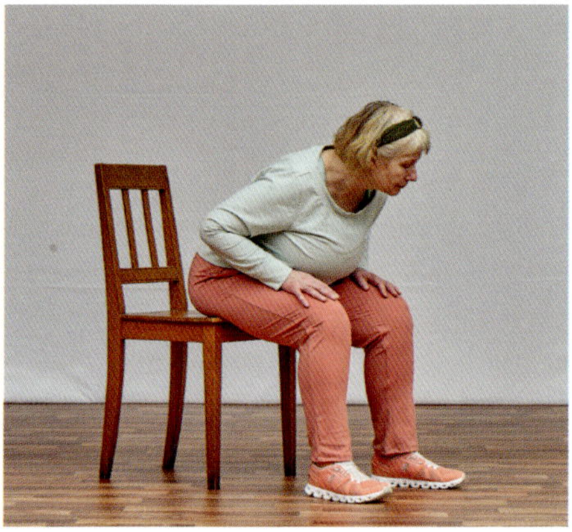

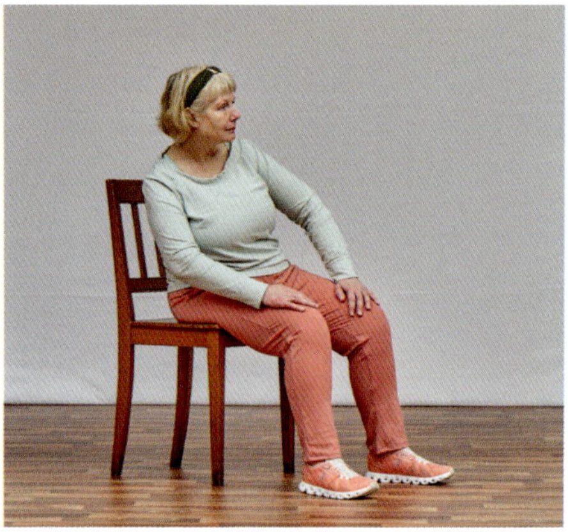

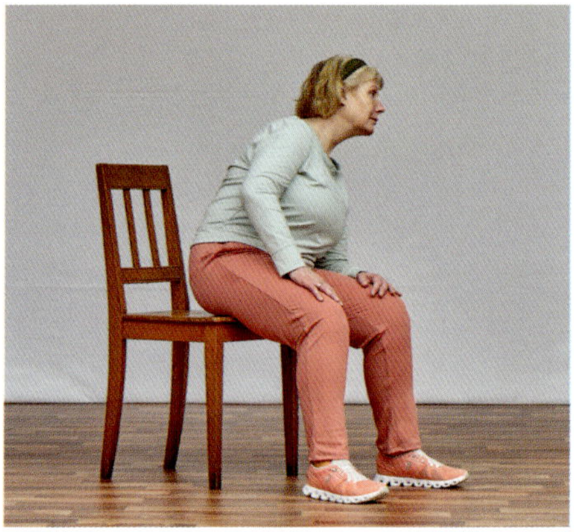

Setzen Sie sich auf die Kante und legen Sie die Hände auf den leicht geöffneten Oberschenkeln ab. Rollen Sie nun sehr langsam (oder im Rhythmus einer wiegenden Musik) mit dem Oberkörper nach vorn-unten. Rollen Sie etwa 10-mal vorwärts, dann 10-mal rückwärts. Falls Sie mit Musik arbeiten, können Sie nach jeder Strophe die Richtung wechseln. Zum Abschluss mit dem Oberkörper langsam 10-mal rechtsrum, 10-mal linksrum kreisen. Ohne Eifer, ohne Hast.

Musiktipps: Eberhard Hertel: „S'is Feierobnd", Smokie: „Mexican Girl", Karel Gott: „Fang das Licht", Waterloo & Robinson: „Das war Hollywood von gestern", Engelbert: „The last Waltz", Demis Roussos: „Goodbye my love, goodbye".

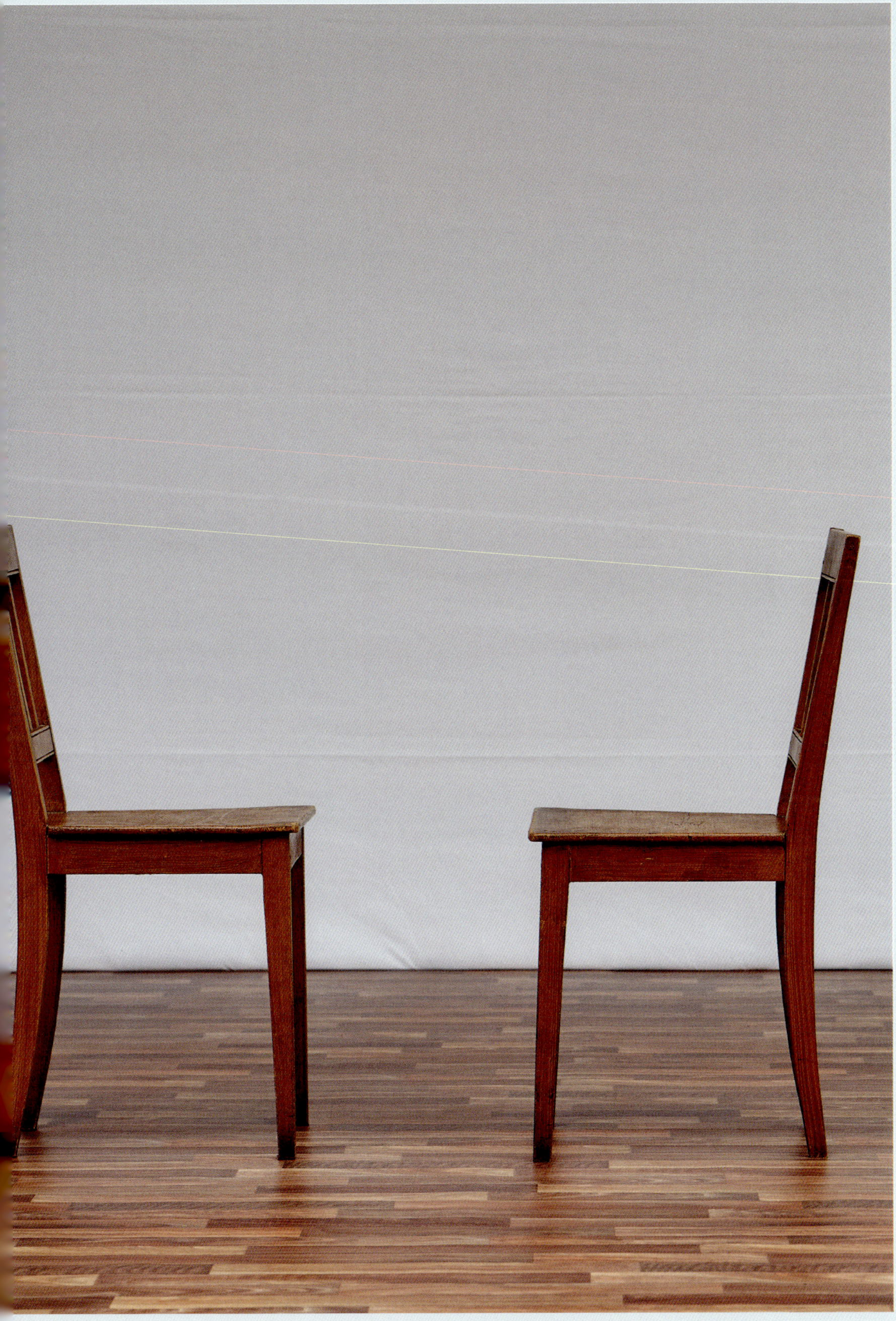

# Mini-Programme

## FÜR HALS UND NACKEN

Das Mini-Programm für Hals und Nacken sorgt für eine bessere Kopfhaltung.

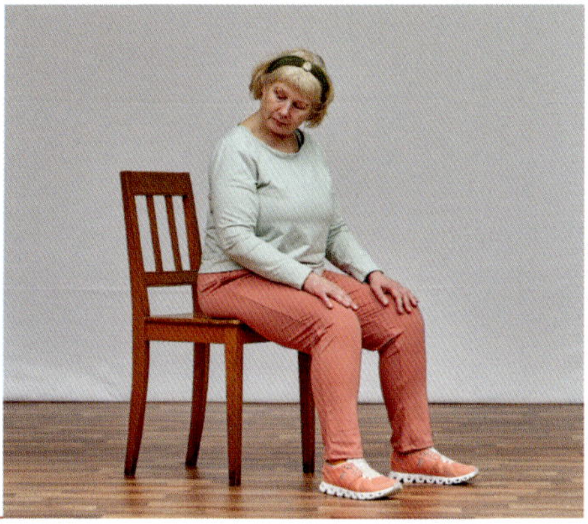

**1 Halbkreise**
**(S. 20)**

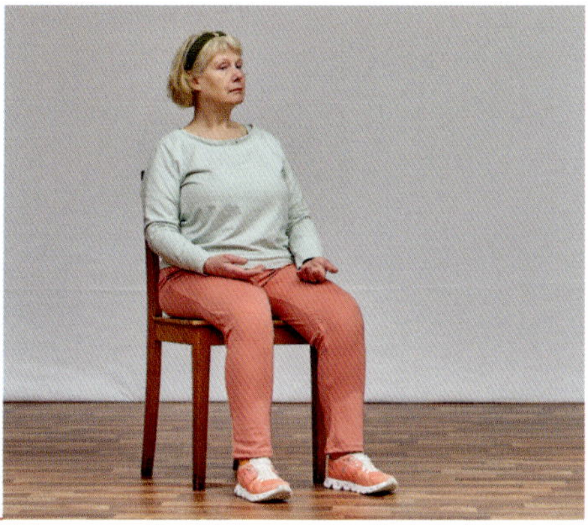

**2 Die Nasenschleife**
**(S. 22)**

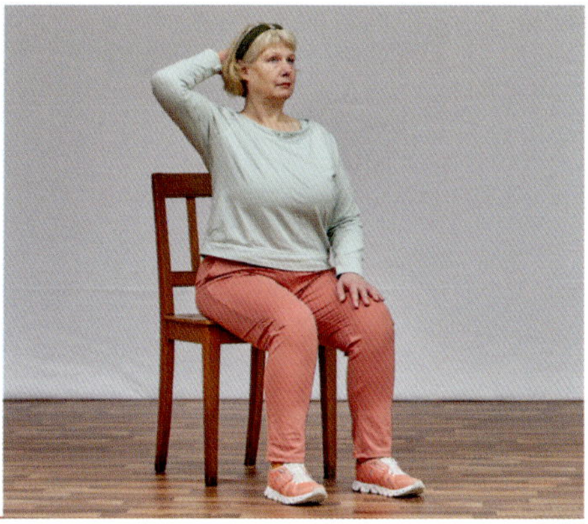

**3 Druck und Gegendruck**
**(S. 24)**

## FÜR DIE SCHULTERN

Das Mini-Programm für die Schultern lässt verspannte Zonen locker werden.

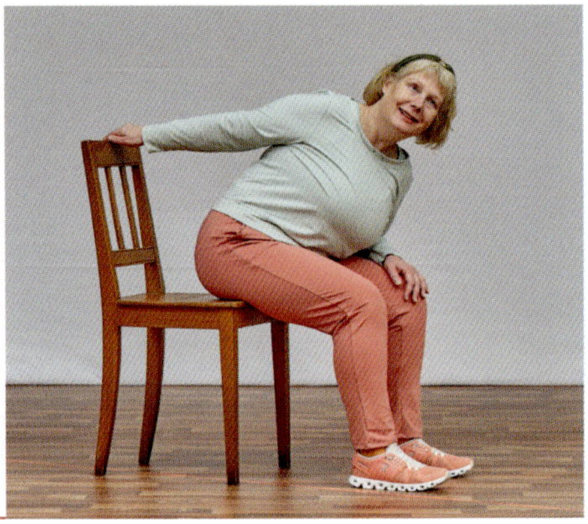

**1 Die Lehne erreichen**
**(S. 30)**

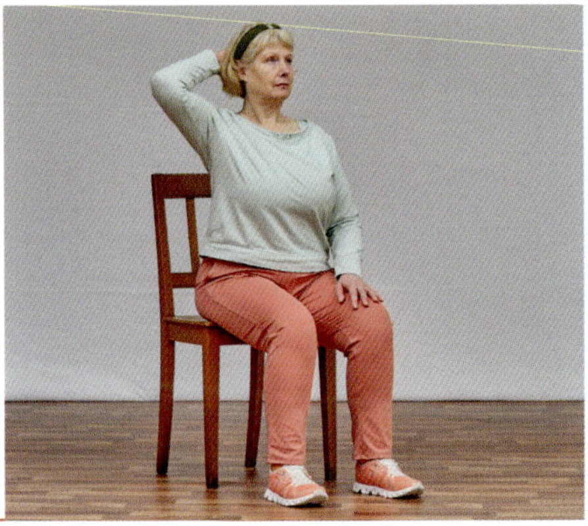

**2 Druck und Gegendruck**
**(S. 24)**

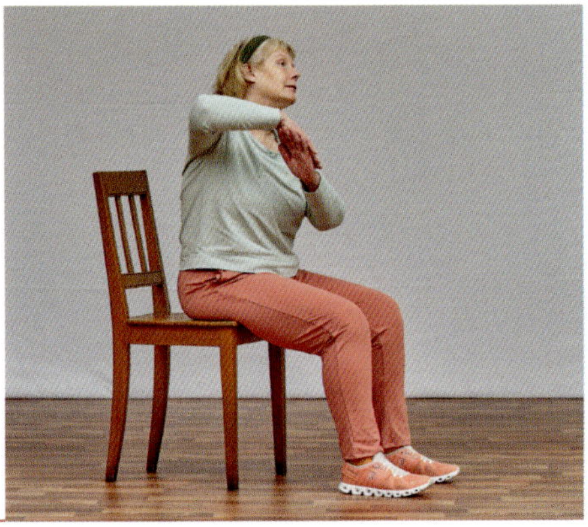

**3 Der Fischschwarm**
**(S. 32)**

## FÜR DEN RÜCKEN

Das Mini-Programm für den Rücken kann Schmerzen lindern.

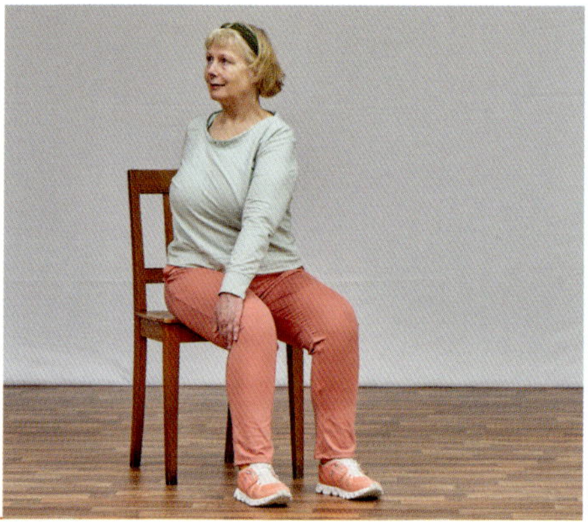

**1 Der Drehsitz**
(S. 38)

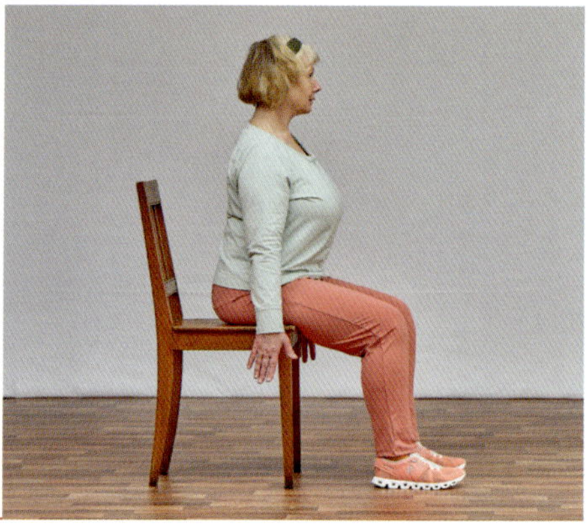

**2 Ganzkörperspannung**
(S. 40)

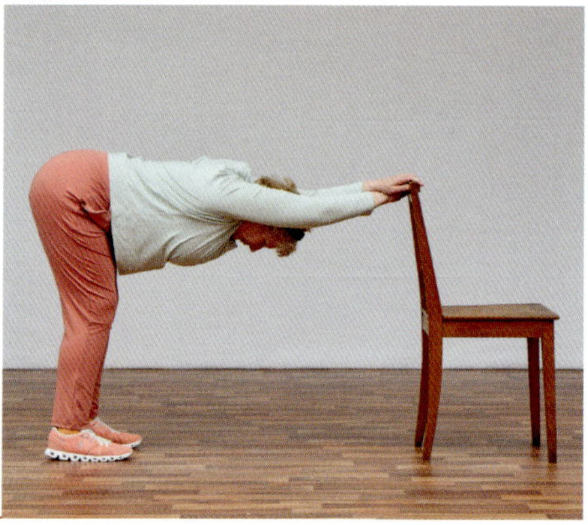

**3 Wauzi freut sich**
(S. 78)

## FÜR DIE BEINE

Das Mini-Programm für die Beine stärkt Sie im Alltag.

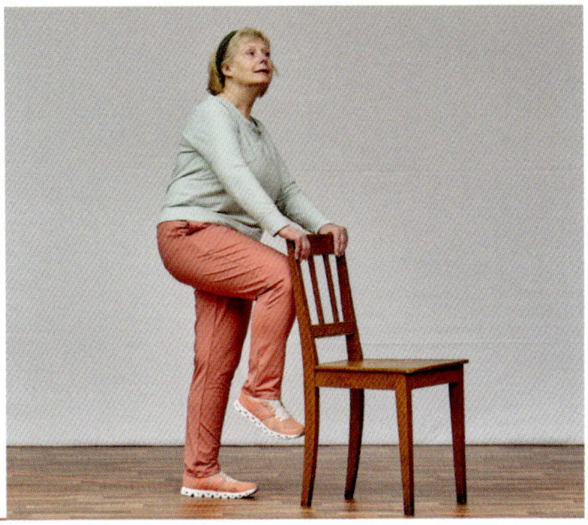

**1 Knietippen gegen die Lehne**
**(S. 85)**

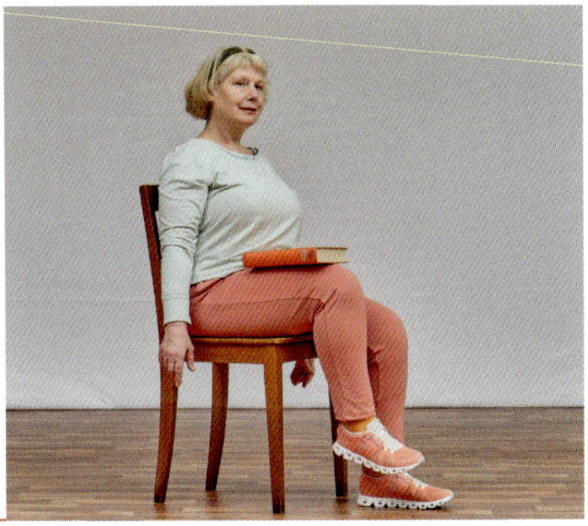

**2 Beinheben**
**(S. 53)**

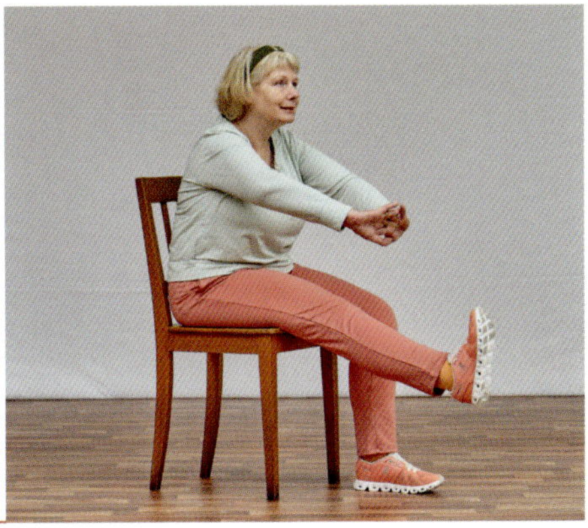

**3 Dehnung der Kniesehnen**
**(S. 56)**

## FÜR DIE FÜSSE

Das Mini-Programm für die Füße lässt Sie leichter gehen.

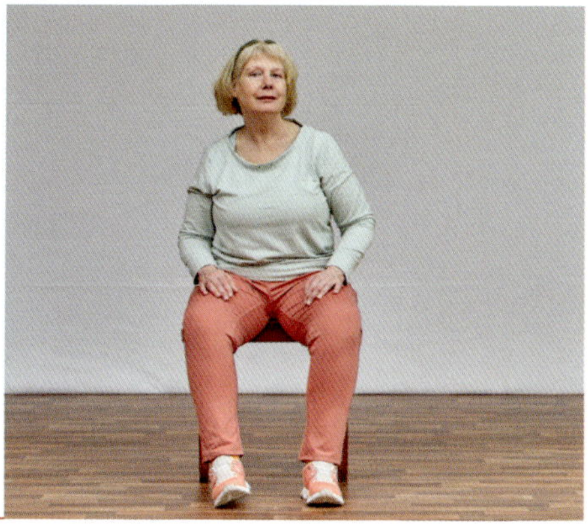

1 **Kantenrollen**
**(S. 58)**

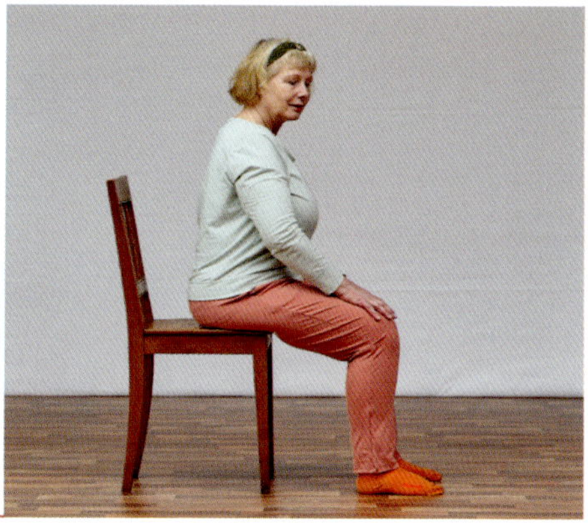

2 **Die Maus will durch**
**(S. 60)**

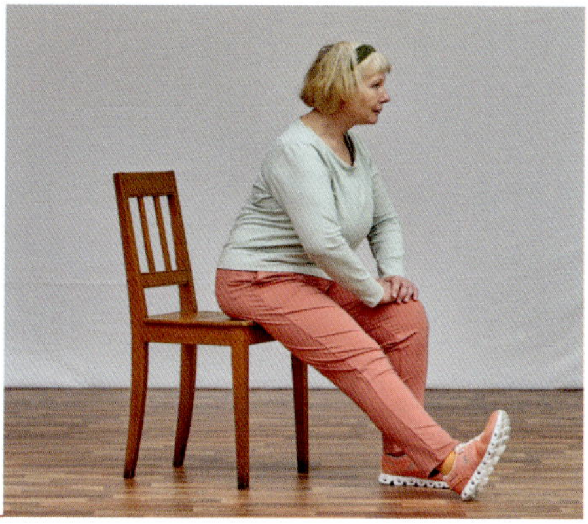

3 **Dehnung der Beinrückseiten**
**(S. 55)**

## FÜR DIE KOORDINATION

Das Mini-Programm für die Koordination hält Ihr Gehirn fit.

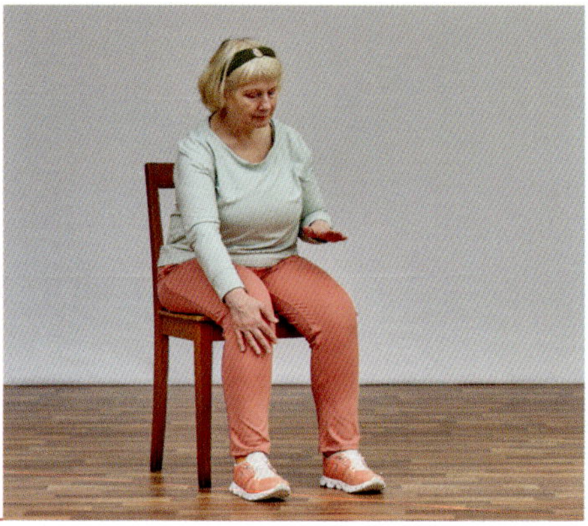

**1 Salben und Klopfen (S. 63)**

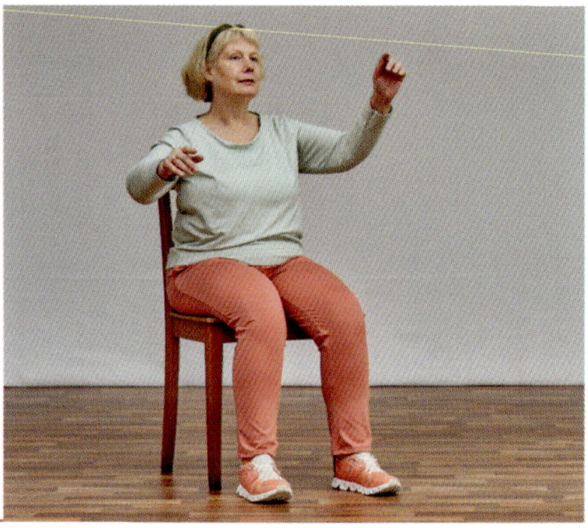

**2 Mein Kreis, der hat drei Ecken (S. 62)**

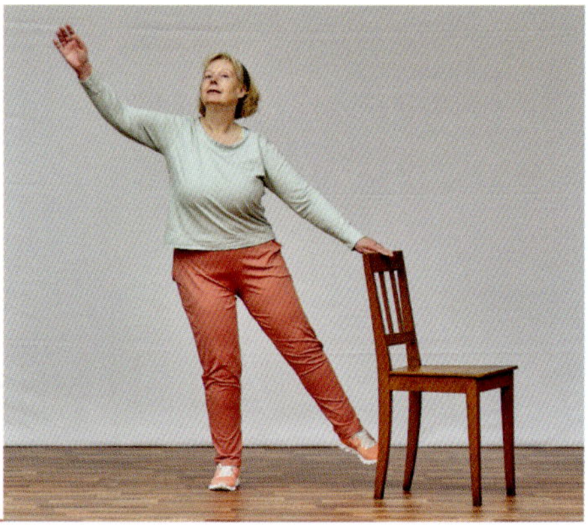

**3 Arm- und Beinkreise (S. 76)**

## EINFACH LOCKER WERDEN

Das Mini-Programm für Lockerheit hebt die Stimmung.

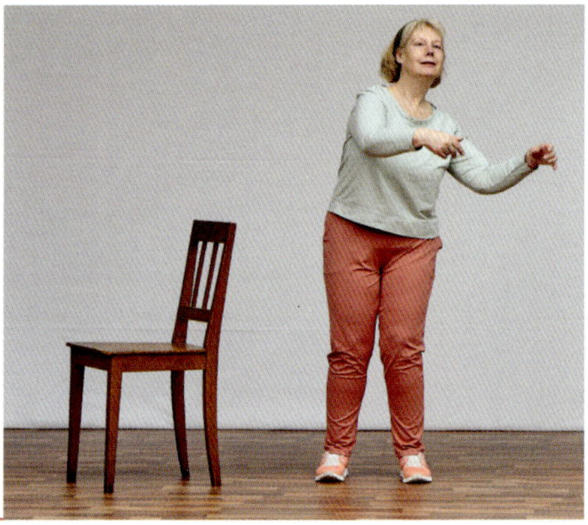

**1 Die Sorgen abschütteln (S. 17)**

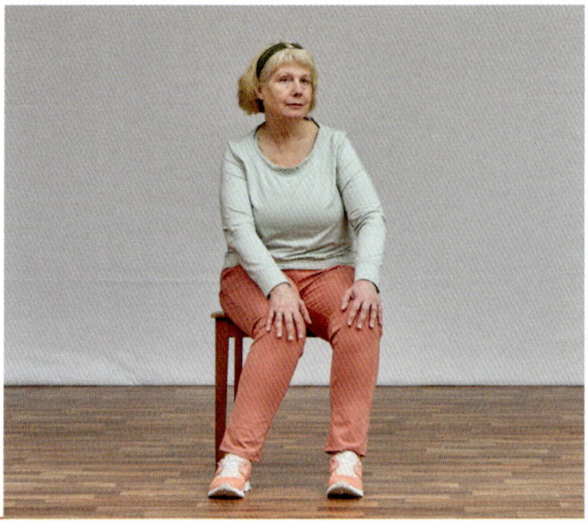

**2 Die Hüfte lockern (S. 44)**

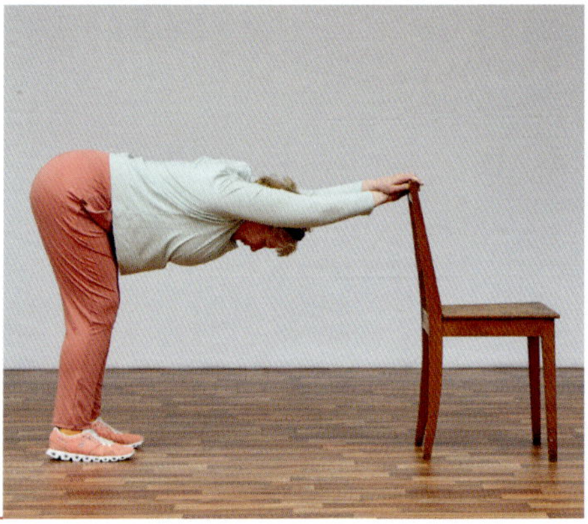

**3 Wauzi freut sich (S. 78)**

## NACH EINEM ANSTRENGENDEN TAG

Das Mini-Programm zur Entspannung lässt Sie den Alltag vergessen.

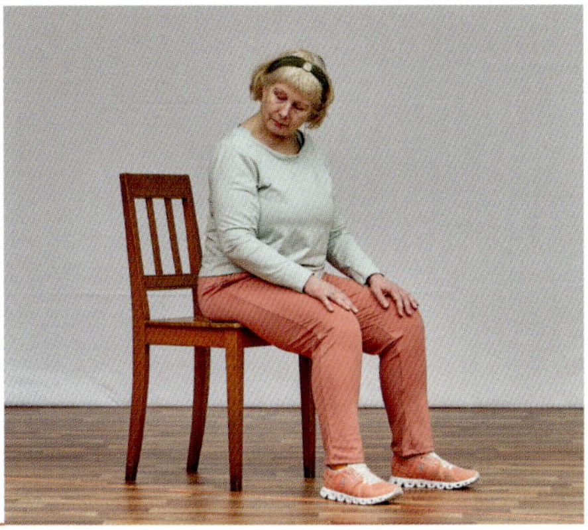

**1 Halbkreise**
**(S. 20)**

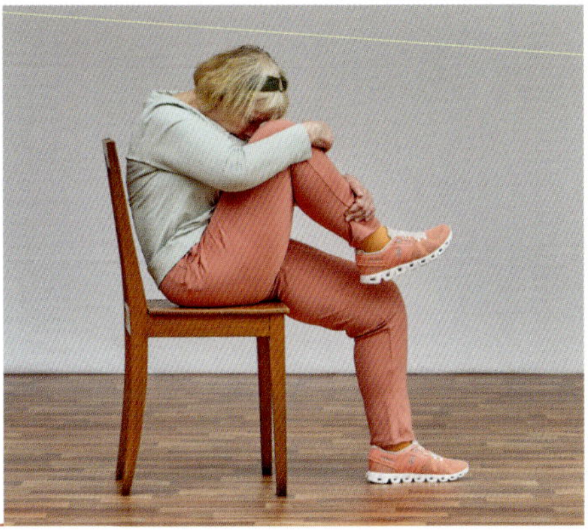

**2 Der Kniekuss**
**(S. 79)**

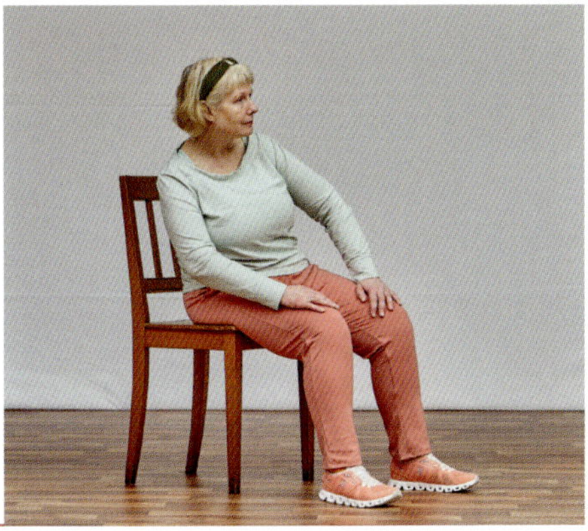

**3 Rück 'n' Roll**
**(S. 114)**

## AUSGLEICH ZU LANGEM SITZEN

Das Mini-Programm für den Oberkörper hilft Ihnen aus der Verspannung.

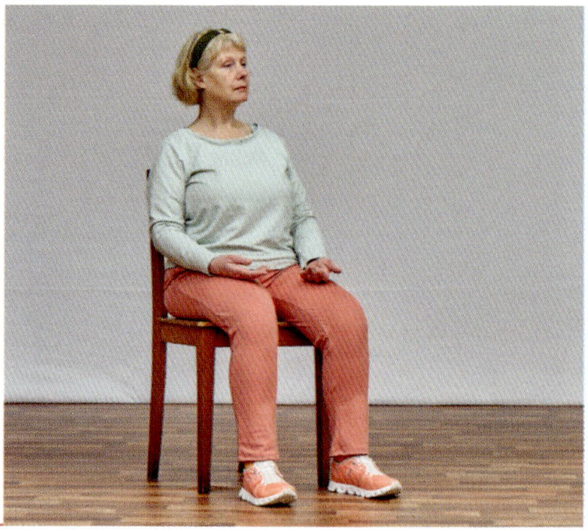

**1 Nasenschleife**
**(S. 22)**

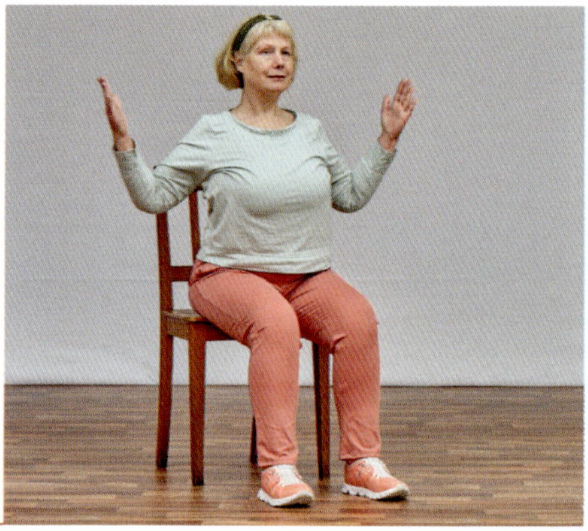

**2 VW-Übung**
**(S. 37)**

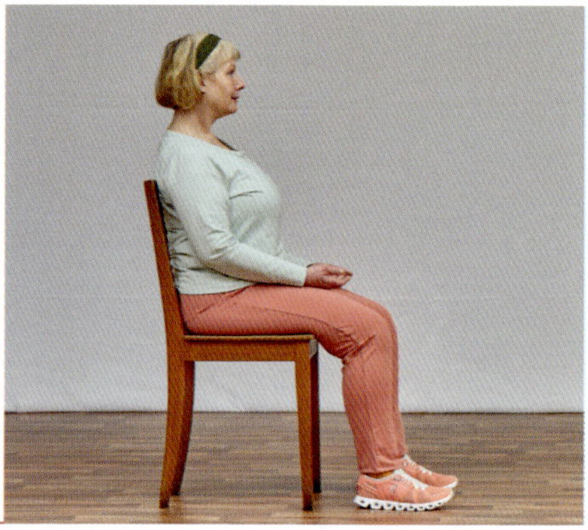

**3 Rückendrücken**
**(S. 42)**

## AUFTRITT MIT GUTER HALTUNG

Das Mini-Programm für die Haltung sorgt für eine würdevolle Haltung.

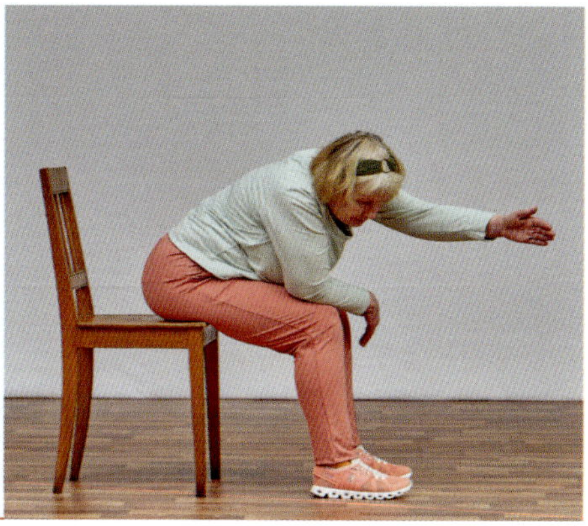

**1 Den Rücken lang ziehen (S. 43)**

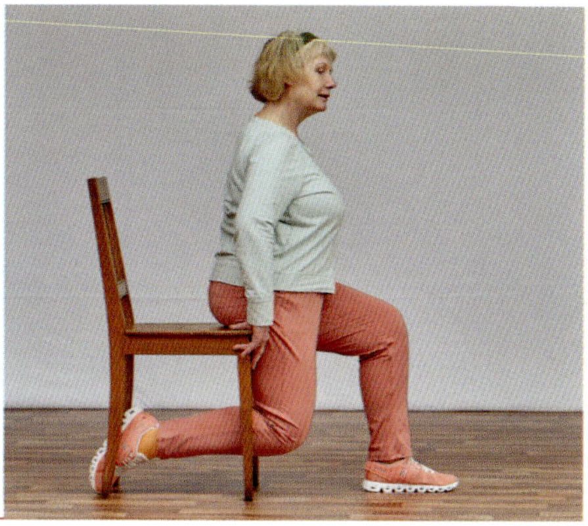

**2 Hüftbeuger komm raus (S. 50)**

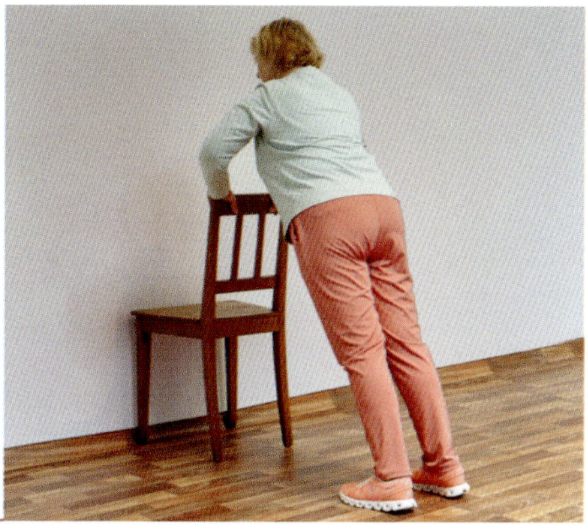

**3 Liegestütze (S. 72)**

## BESSER IM GLEICHGEWICHT

Das Mini-Programm für das Gleichgewicht schützt Sie vor Stürzen.

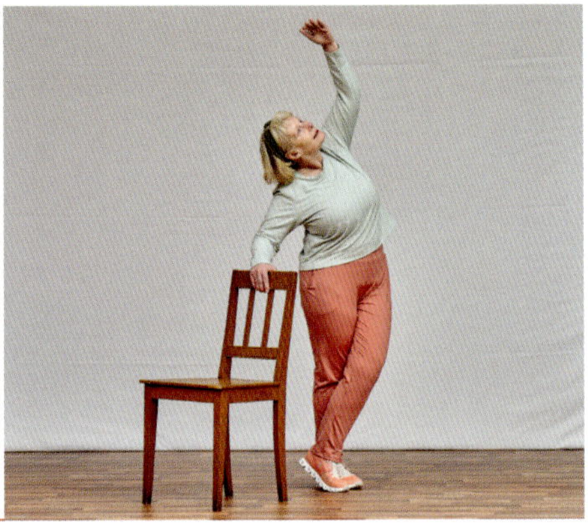

**1 Taille gefällig?**
**(SCHWERES LEVEL) (S. 77)**

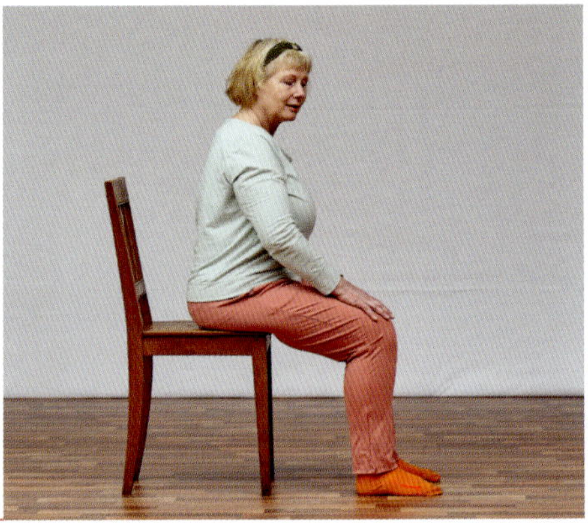

**2 Die Maus will durch**
**(S. 60)**

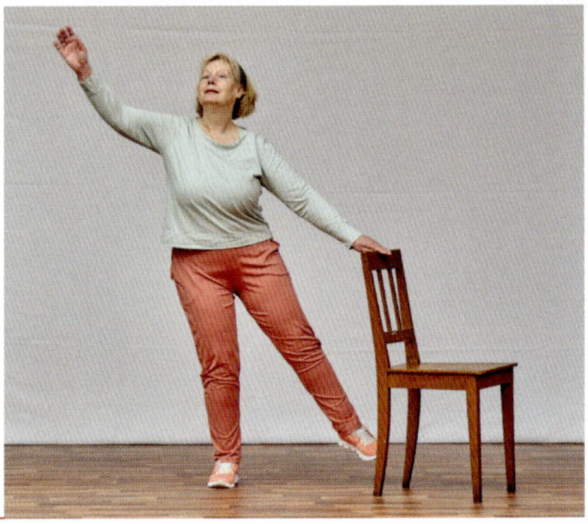

**3 Arm- und Beinkreise**
**(S. 76)**

## RÜCKENSCHMERZEN ADE

Das Mini-Programm für den Rücken bringt Länge und Kraft zurück.

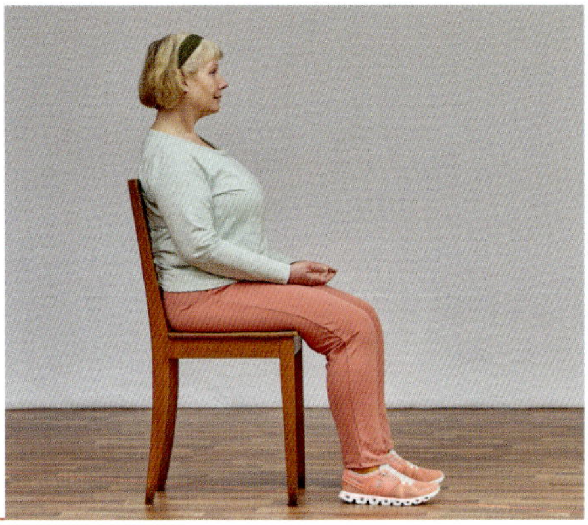

**1 Rückendrücken**
**(S. 42)**

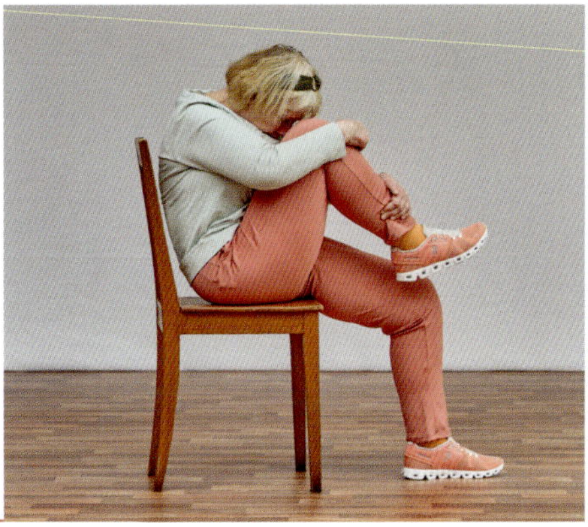

**2 Der Kniekuss**
**(S. 79)**

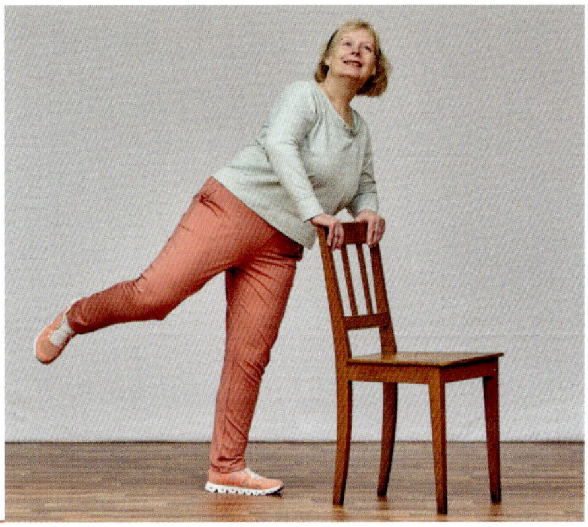

**3 Hüftrollen**
**(S. 86)**

## SCHULTERARTHROSE GOODBYE

Das Mini-Programm für die Schultern erweitert Ihren Bewegungsumfang.

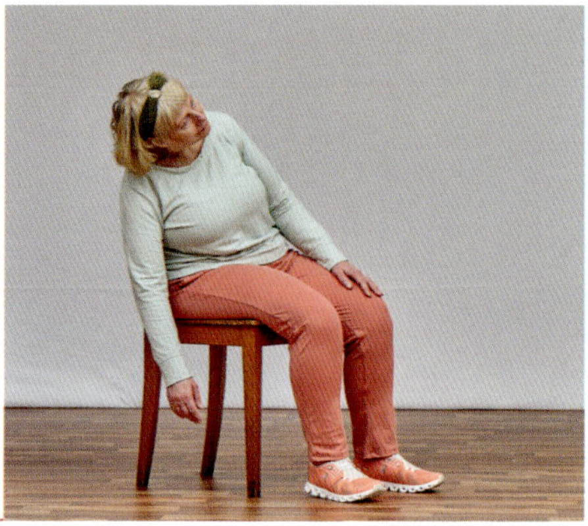

**1 Armpendel (S. 113)**

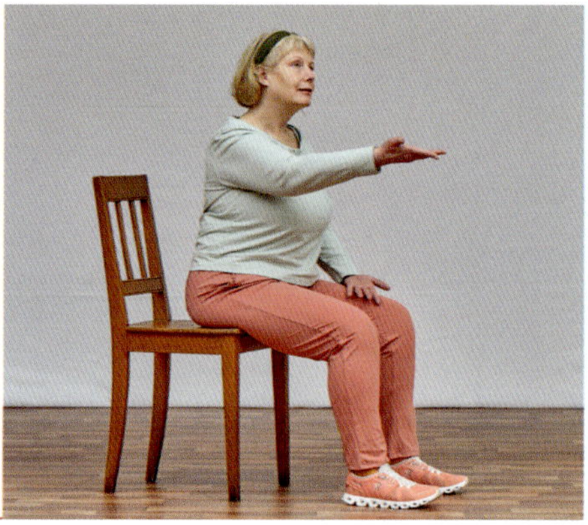

**2 Die Flamme tragen (S. 31)**

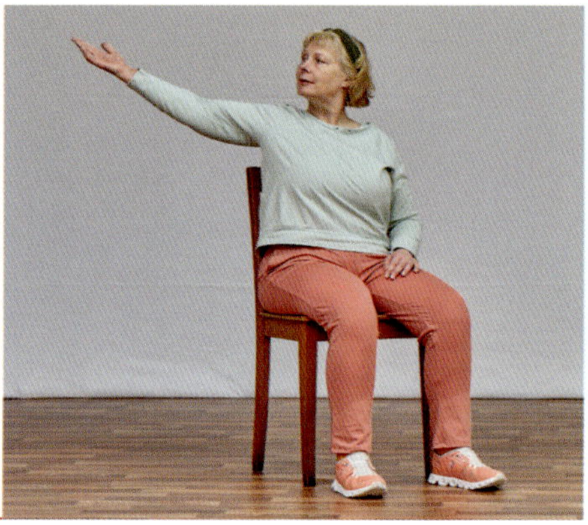

**3 Drücken und Drehen (S. 28)**

## LAAAAANG WERDEN

Das Mini-Programm für Dehnung lässt Sie größer wirken.

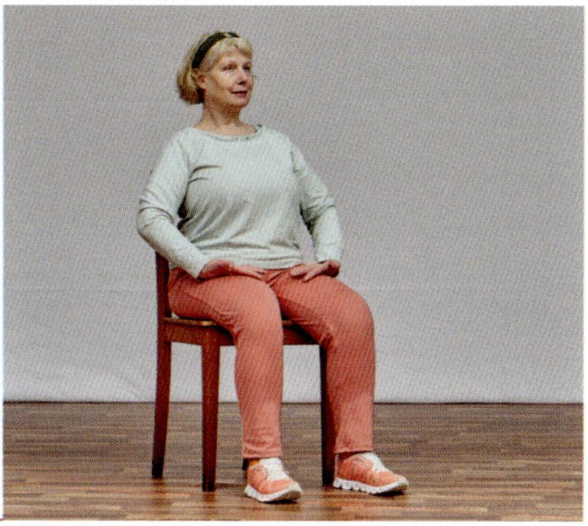

**1 Das Kinn heranziehen**
**(S. 23)**

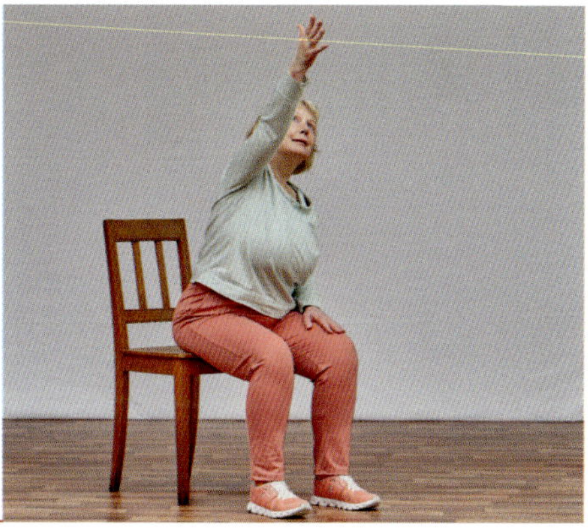

**2 Die Sterne vom Himmel holen**
**(S. 33)**

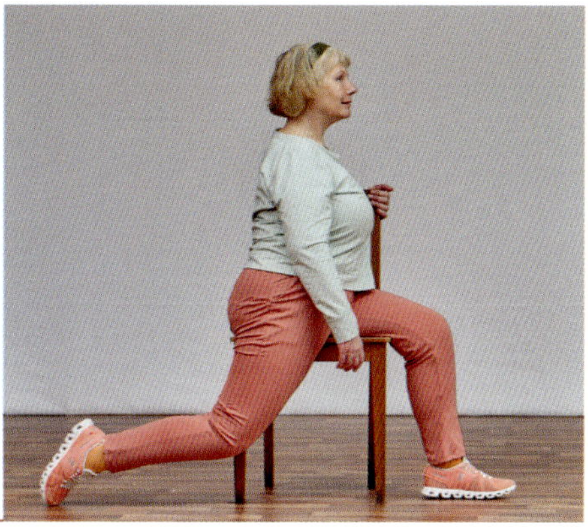

**3 Die Hüftbeuger-Lokomotive**
**(S. 49)**

## STRAFF, STRAFFER, AM STRAFFSTEN

Das Mini-Programm für die Brust lässt BH-Fabrikanten verzweifeln!

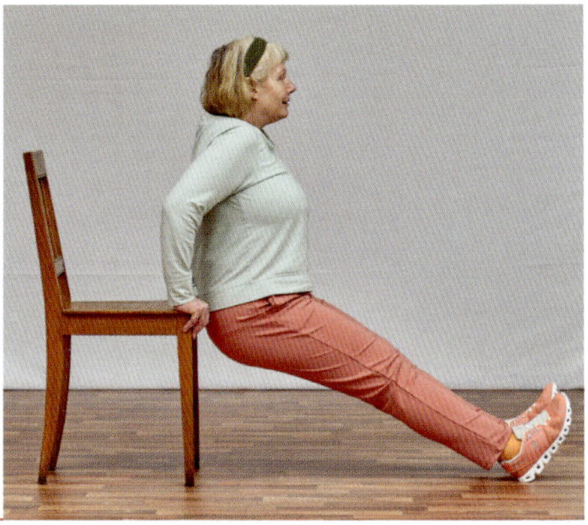

**1 Der Dip**
**(S. 34)**

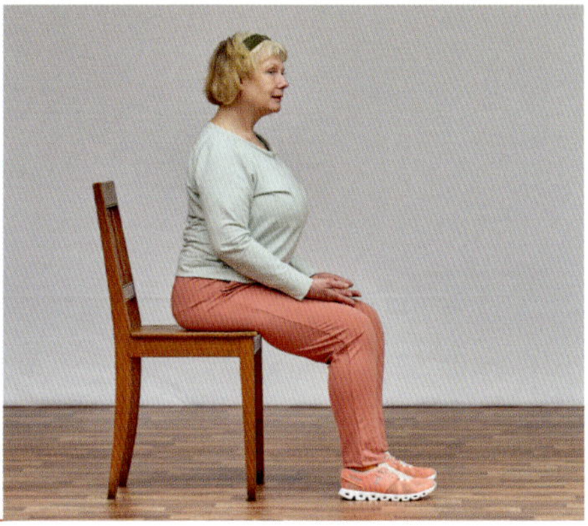

**2 Ganzkörperspannung**
**(S. 40)**

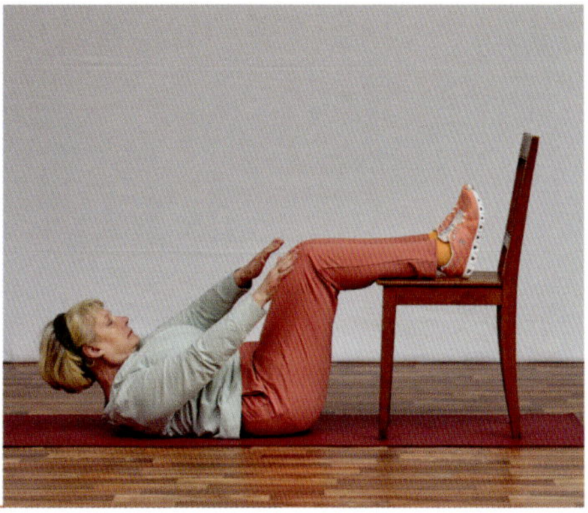

**3 Bauchtraining mit Stuhl**
**(S. 81)**

## FIT FÜR DIE WANDERUNG

Das Mini-Programm für die Beine macht Sie fit für die nächste Wanderung.

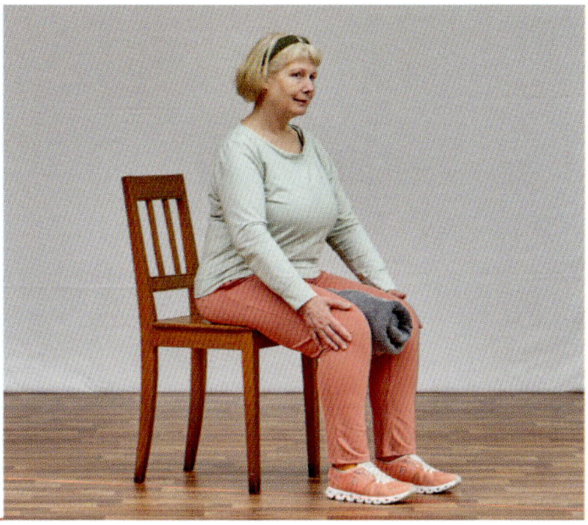

**1 Die Kniepresse**
**(S. 54)**

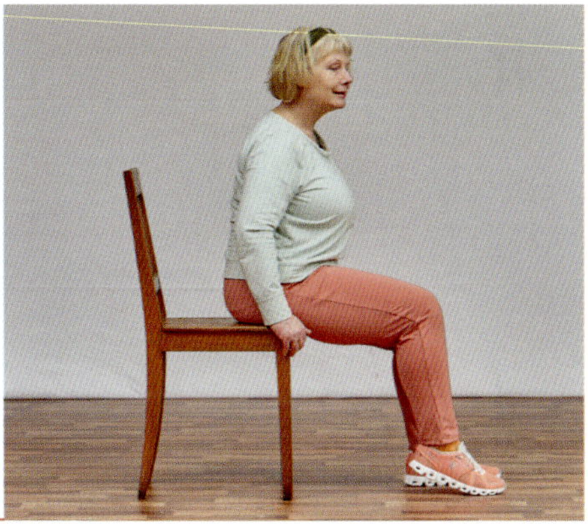

**2 Spitze-Ferse**
**(S. 59)**

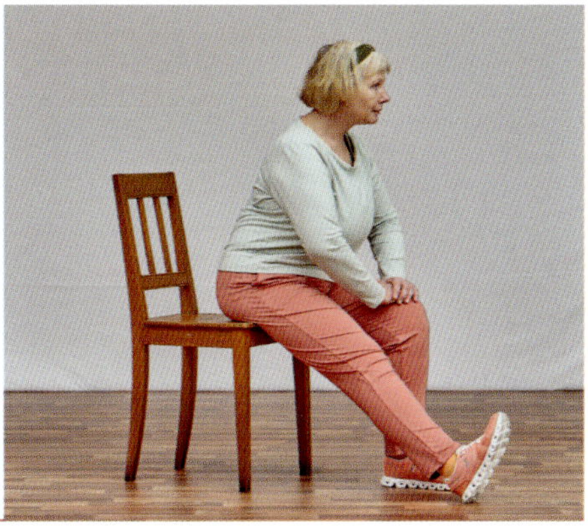

**3 Dehnung der Beinrückseiten**
**(S. 55)**

## WASCHBRETT STATT WASCHBÄR

Das Mini-Programm für den Bauch macht aus einer „Problemzone" einen Vorzug.

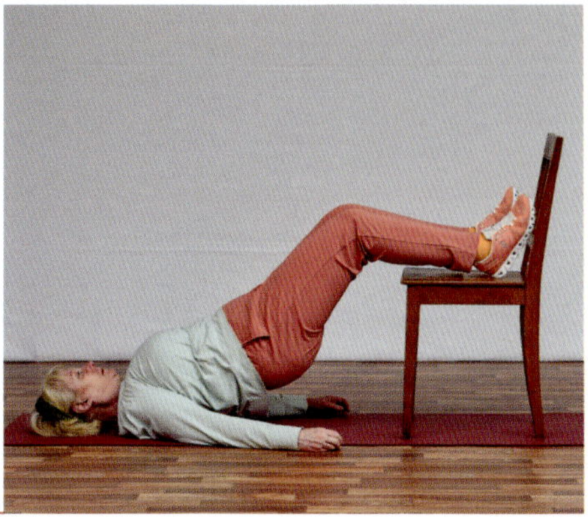

**1 Becken heben (S. 80)**

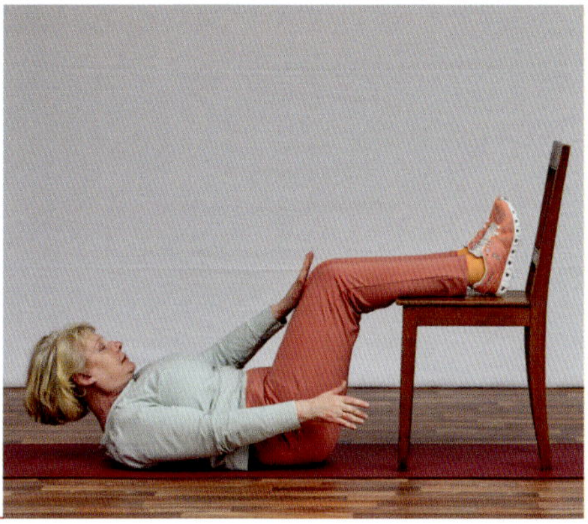

**2 Kniedrücken (S. 82)**

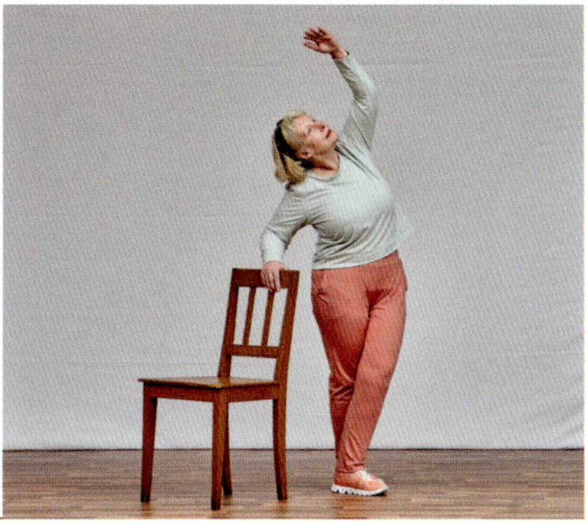

**3 Taille gefällig? (S. 77)**

## RUNDUMBLICK IM AUTO

Das Mini-Programm für den Nacken hilft Ihnen bei Alltagsbewegungen.

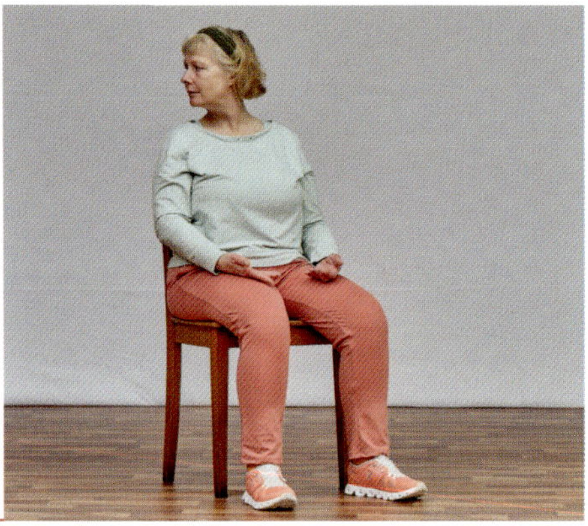

**1 Das Sichtfeld erweitern (S. 26)**

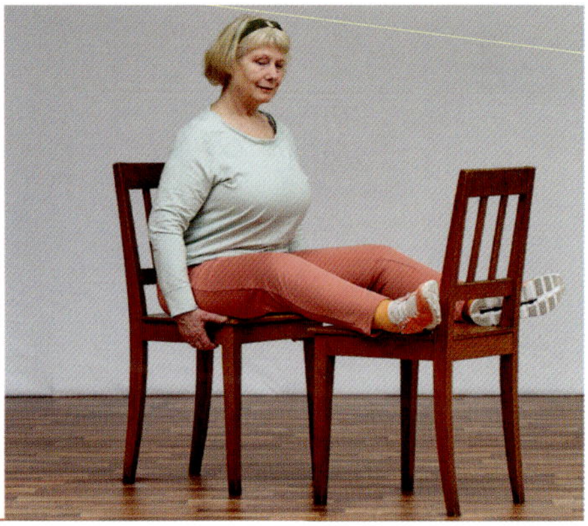

**2 Lehne drücken – in dem Fall das Lenkrad (S. 103)**

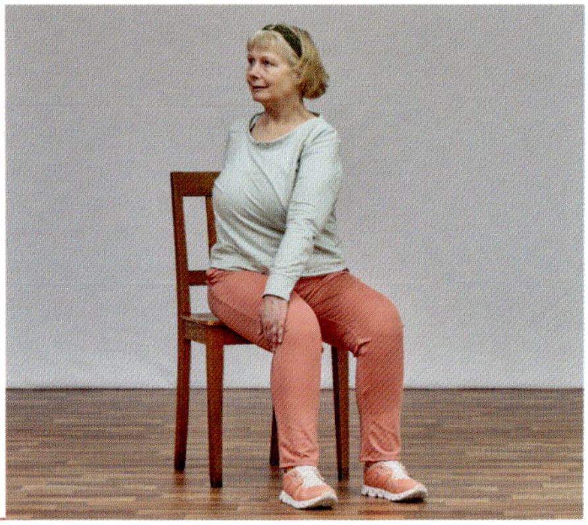

**3 Der Drehsitz (S. 38)**

## EIN LANGER ARBEITSTAG GEHT ZU ENDE

Das Mini-Programm für Entspannung bereitet Sie auf einen erholsamen Abend vor.

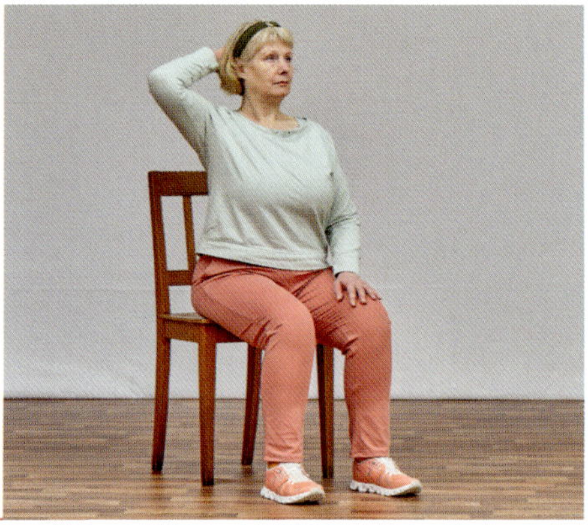

**1 Druck und Gegendruck**
**(S. 24)**

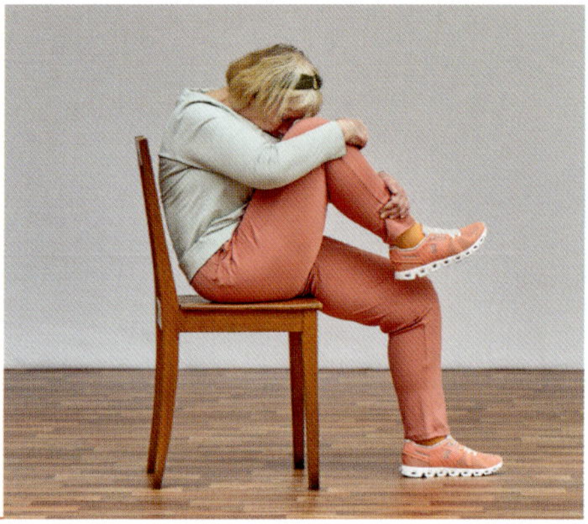

**2 Der Kniekuss**
**(S. 79)**

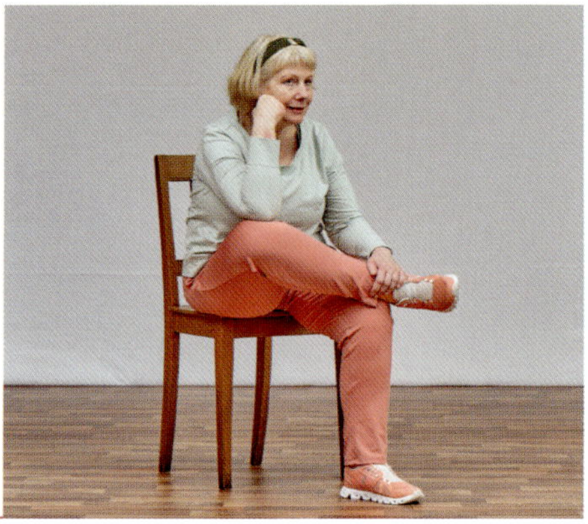

**3 Die Philosophin**
**(S. 48)**

## GUTE NACHT!

Das Mini-Programm für Entspannung lässt Sie sanft in den Schlaf sinken.

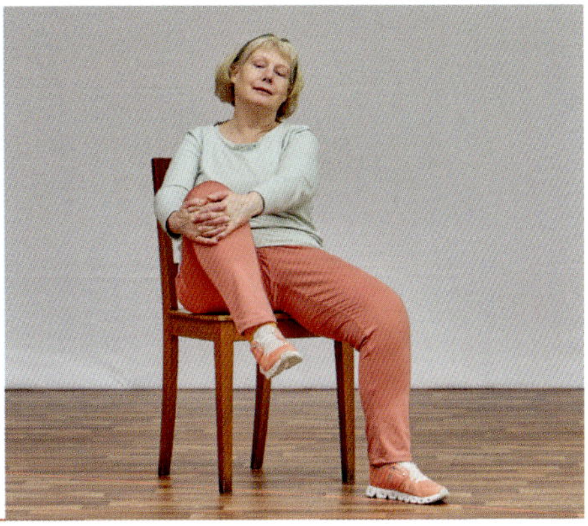

1 **In der Pfanne rühren (S. 46)**

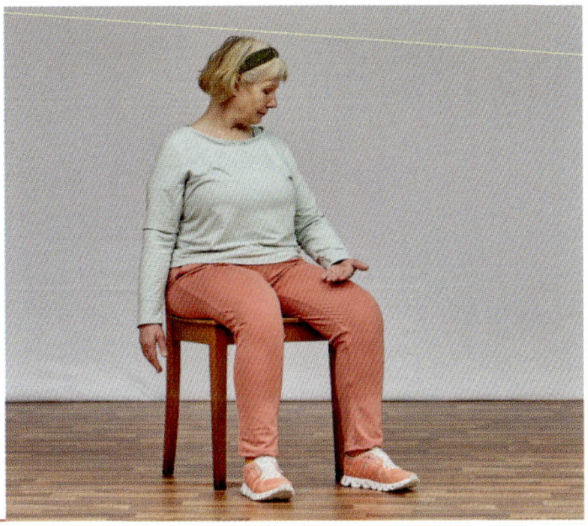

2 **Nackendehnung mit Abwärtsblick (S. 25)**

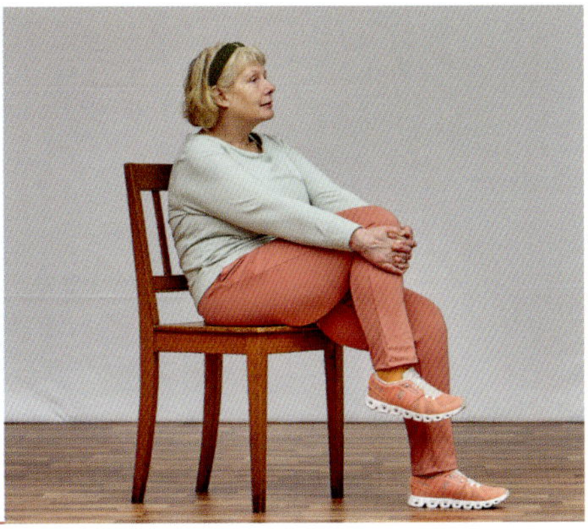

3 **Beinschaukel (S. 112)**

# Über die Autorin

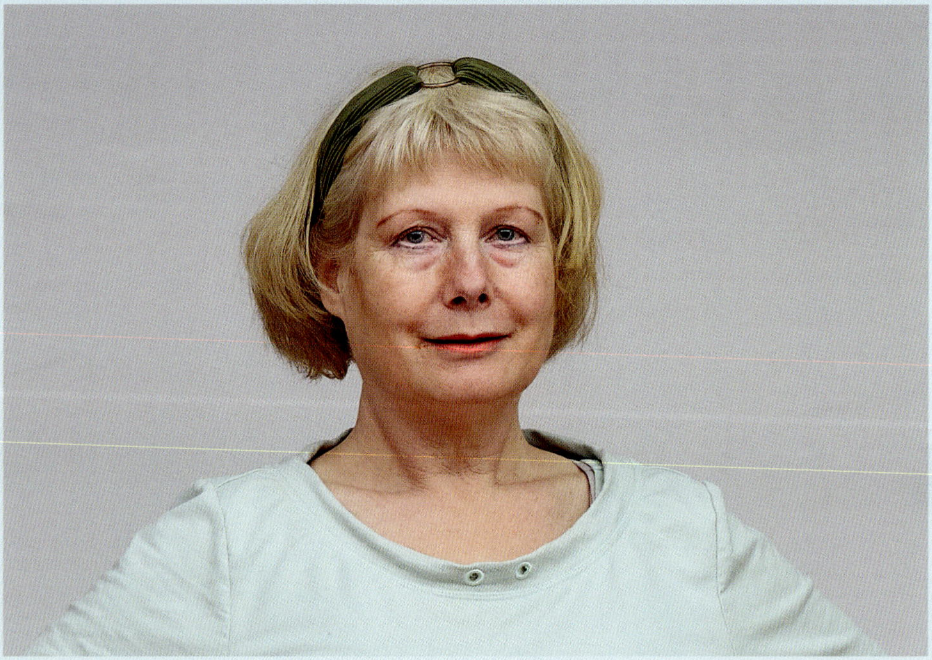

**CAROLA SCHARK** leitet seit über zwanzig Jahren mit Begeisterung Gymnastikgruppen verschiedenster Art. Ob Gleichgewicht oder Entspannung, ob Rückengesundheit oder Aktivierung von an Demenz Erkrankten, ihr Angebot ist vielfältig. Als Übungsleiterin hat sie acht verschiedene Ausbildungen im Bereich „Bewegung für Ältere" absolviert. Ihr Wissen und ihre reiche Erfahrung gibt sie regelmäßig erfolgreich bei Fortbildungen weiter. Ob jüngst verrentete Couch-Potatoes oder hundertjährige Pflegeheimbewohner:innen, Carola Schark motiviert sie alle!